Praktisch bewährte Hebammenkniffe

Martina Eirich

15 Abbildungen

Hippokrates Verlag · Stuttgart

Bibliografische Information
der Deutschen Nationalbibliothek

Die Deutsche Nationalbibliothek verzeichnet diese Publikation in der Deutschen Nationalbibliografie; detaillierte bibliografische Daten sind im Internet über http://dnb.d-nb.de abrufbar.

Anschrift der Autorin:
Martina Eirich
Panoramastr. 1
74542 Braunsbach a. Kocher

Wichtiger Hinweis: Wie jede Wissenschaft ist die Medizin ständigen Entwicklungen unterworfen. Forschung und klinische Erfahrung erweitern unsere Erkenntnisse, insbesondere was Behandlung und medikamentöse Therapie anbelangt. Soweit in diesem Werk eine Dosierung oder eine Applikation erwähnt wird, darf der Leser zwar darauf vertrauen, dass Autoren, Herausgeber und Verlag große Sorgfalt darauf verwandt haben, dass diese Angabe **dem Wissensstand bei Fertigstellung des Werkes** entspricht.

Für Angaben über Dosierungsanweisungen und Applikationsformen kann vom Verlag jedoch keine Gewähr übernommen werden. **Jeder Benutzer ist angehalten,** durch sorgfältige Prüfung der Beipackzettel der verwendeten Präparate und gegebenenfalls nach Konsultation eines Spezialisten festzustellen, ob die dort gegebene Empfehlung für Dosierungen oder die Beachtung von Kontraindikationen gegenüber der Angabe in diesem Buch abweicht. Eine solche Prüfung ist besonders wichtig bei selten verwendeten Präparaten oder solchen, die neu auf den Markt gebracht worden sind. **Jede Dosierung oder Applikation erfolgt auf eigene Gefahr des Benutzers.** Autoren und Verlag appellieren an jeden Benutzer, ihm etwa auffallende Ungenauigkeiten dem Verlag mitzuteilen.

MVS Medizinverlage Stuttgart GmbH & Co. KG
Oswald-Hesse-Straße 50, 70469 Stuttgart

Unsere Homepage: www.hippokrates.de

Printed in Germany

Lektorat: Dr. Renate Reutter
Umschlaggestaltung: Thieme Verlagsgruppe
Umschlagfoto: Birgit Niesner
Satz: Druckhaus Götz, Ludwigsburg
gesetzt auf CCS Textline
Druck: Grafisches Centrum Cuno, Calbe

ISBN 978-3-8304-5374-1 1 2 3 4 5 6

Vorwort

Gerade wollten wir los zu unseren ersten gemeinsamen Vorsorgen. Ich holte meine Hebammentasche und fing mir den erstaunten Blick der Externatsschülerin ein. „Das ist die kleinste Hebammentasche, die ich je bei einer Hebamme gesehen habe“, platzte es aus ihr heraus, „und dabei sind Sie doch ausschließlich Hausgeburtshebamme“. Ich lächelte, blickte auf meine Tasche, mit der ich ohne Weiteres einen Kurzurlaub hätte bestreiten können, und die dennoch alles für meine Hebammenarbeit Benötigte enthielt, während sie fortfuhr: „Da müssen Sie doch noch viel mehr dabei haben, als eine Hebamme, die keine Geburten begleitet“. „Vielleicht gerade deshalb eben nicht“, antwortete ich - für sie in diesem Moment vermutlich unverständlich.

Warum? Viele meiner Arbeitsmaterialien sind nicht in eine Tasche zu packen, da ich in erster Linie mit meinen Händen arbeite. Fachwissen und Verstand sind selbstverständliche Voraussetzungen. Und menschliche Zuwendung nebst Empathie passen auch in keine Hebammentasche, sondern umschließen als weicher Bogen die gesamte Hebammenarbeit.

Am Ende des Externats schrieb die Schülerin in dem von mir gewünschten Erfahrungsbericht: „Warum ist mir als Hebammenschülerin des letzten Ausbildungsjahres bis jetzt nicht bekannt gewesen, welche unglaublichen kreativen Tiefen in diesem Beruf stecken?... Und warum sind viele Kniffe, die sich Hebammen über Generationen weitergegeben haben, und die den Frauen Eingriffe ersparen, vollkommen unbekannt?“

Beim Lesen dieser Fragen passierte etwas in mir: Ich fühlte mich angesprochen. Zusätzlich motivierte mich das Postskriptum dieser Schülerin: „Und was ich noch vergessen habe: Mir wurde während des Externats bewusst, dass nicht diejenige die beste Hebamme ist, die den Frauen den Glauben vermittelt, dass sie ihre Entbindungen kaum oder nur schwerlich ohne die unentbehrliche Art dieser Hebamme geschafft hätten... Nein, die beste Hebamme ist für mich diejenige, der eine Frau beim Abschied sagt: „Danke, dass ich dank deiner intensiven und doch zurückhaltenden Art und Begleitung eine solch kraftvolle Geburt erleben durfte. Dafür werde ich dir immer und von ganzem Herzen verbunden sein“.

„**Wie kann den Hebammen und denen, die es wie ich gerade werden, dieses alles näher gebracht werden?** Die momentane Stimmung und Lehrmeinung lautet doch eher: Viel hilft viel. Wenn wir unsicher sind, machen wir lieber einen Eingriff, dann sind wir immer auf der sicheren Seite, auch wenn er sich im Nachhinein meistens als unsinnig, überflüssig und manchmal sogar als schädlich herausstellt. Auch die Ärzte sagen, dass sie bei einem Schadensprozess mit dieser Strategie die Gutachter fast alle auf ihrer Seite hätten, da die Gutachter als Ärzte während ihrer Arbeit genauso verfahren und arbeiten.“

Eine weitere Motivation, dieses Buch zu schreiben, war der Hinweis von Hebammenschülerinnen, dass ihnen aufgrund ihrer klinischen Ausbildung der Aspekt der Ganzheitlichkeit in der Hebammenarbeit fehlen würde und sie sich durch meine Seminare erstmals damit konfrontiert sähen. So äußerte eine zukünftige Kollegin: „Während der Ausbildung wurden viele Aspekte angesprochen: was eine Schwangerenvorsorge beinhaltet, was bei einer Pathologie zu machen ist und wie ein Geburtsvorbereitungskurs abläuft. Die Geburtshilfe kenne ich sowieso nur aus der Klinik und geburtsvorbereitende Kurse mit Wochenbettbetreuung traue ich mir an der Seite einer erfahrenen Kollegin schon zu. Aber wo bitte schön ist da Ganzheitlichkeit? Wie sieht zum Beispiel das Bild einer ganzheitlich arbeitenden Hebamme aus, wenn Probleme auftreten?“

Ich wünsche mir, dass die zahlreichen Fallbeispiel Lust auf „mehr“ in der Hebammenarbeit machen. Zur Freude aller: der Frauen und Familien, und auch der Hebammen selbst. Denn Arbeit gibt es mehr als genug, wenn wir die Familienadäquat begleiten, bei übrigens gleich bleibend guter Qualität und niedrigen Eingriffsraten unserer Arbeit, wie die jährlichen Statistiken der außerklinischen Geburtshilfe (www.quag.de) zeigen.

So entstand der Gedanke, meine Erfahrungen und „Kniffe“ an Hebammenschülerinnen und Kolleginnen weiterzugeben. Es folgten lange Diskussionen mit anderen erfahrenen Kolleginnen (Danke für die sehr wertvollen Stunden mit Euch!), wie die (alten) Kniffe - je nach Situation auch die neuesten wissenschaftlichen Erkenntnisse - auf lesbare Art und Weise miteinander verknüpft werden könnten. Ich habe mich daran gewagt, auf meine Art und Weise, so wie jede Hebamme auf ihre Art und Weise arbeitet und gerade deshalb von einer Frau gewählt wird oder eben nicht.

Ich habe die **Quellen** nach bestem Wissen und Gewissen sorgfältig recherchiert und angegeben. Doch war dies in manchen Fällen unmöglich. Meine zahlreichen Hospitationen bei alten Hausgeburtshebammen, die Kontakte zu Kolleginnen auf der ganzen Welt, die Besuche zahlreicher Kongresse, Workshops und Supervisionen mit ihren inspirierenden Gesprächen dazwischen und am Rande, und nicht zuletzt meine jahrelange Recherche zu den zahlreichen Artikeln, die ich für Hebammen- und Laienmagazine geschrieben habe, ließen so manchen Kniff in mir wirken, anschließend während meiner praktischen Arbeit vertiefen und schließlich nicht selten auf meinen Arbeitsstil und die individuelle Situation der Frau und Familie modifizieren. Noch heute habe ich bei dem einen oder anderen Kniff das Gesicht einer Kollegin - ohne mich noch an ihren Namen und ihre Herkunft zu erinnern - klar vor Augen, während wir bis tief in die Nacht die harten Nüsse, die das Hebammenleben uns bis dahin zugetragen hatte, gemeinsam ansahen und damit manchmal im späteren praktischen Leben knacken ließen.

Um die Hebammenkniffe einprägsam, lebendig und realistisch beschreiben zu können, habe ich tatsächlich erlebte **Fallbeispiele** geschildert und die zitierten Frauen und Familien aus dem Leben sprechen lassen. Ohne sie wäre das Buch nicht möglich geworden. Alle Fallbeispiele sind anonymisiert, die Namen geändert.

Alle Fotos wurden nachgestellt, die gezeigten Personen sind nicht mit den beschriebenen Fallbeispielen identisch. Ich danke von ganzem Herzen Birgit, Daniela, Falk, Carmen, Nicole, Sonja, Regina, Andrea, Werner, Sigrid, Hermann- allen Frauen, Männern und Babys, die sich für die Fotos haben ablichten lassen oder als Fotografen fungierten, um das Ganze plastischer machen.

Frau Dr. Reutter, Lektorin im Hippokrates Verlag, war der sympathische Motor des Buchprojekts, der die Fäden stets gut geordnet in der Hand hielt und dafür einen Motivations- und Inspirationspreis verdient hätte.

Und meine Familie hat mir sowieso der Himmel - wer sonst - geschickt: Kinder und ein Ehemann, die äußerst verständnisvoll, ausgeglichen und geduldig hinter der steten Geburtsbereitschaft ihrer Mutter und Frau stehen – „die Geburten gehen bei uns einfach vor" – und daneben noch ganz entspannt fragen: „Und wann ist dein Buch fertig"?

Jetzt! Ich wünsche allen LeserInnen eine anregende Lektüre und freue mich über regen Austausch.

Braunsbach a. Kocher
im Januar 2007

Martina Eirich

Inhaltsverzeichnis

Schwangerenvorsorge

Geburtsbegleitung

Wochenbettbetreuung

Schwangeren-vorsorge

1 Schwangerenvorsorge

1.1 Das ungeplante Kind/Abtreibungswunsch

Fallbeispiel

Sonja ruft mich von einem Café aus an. Vor ein paar Stunden hat sie einen Beratungstermin für einen Schwangerschaftsabbruch wahrgenommen. „Ich könnte abtreiben. Die Formalitäten habe ich alle erledigt. Der Termin für die Abtreibung steht auch schon fest, aber irgend etwas sträubt sich noch in mir. Mein Gynäkologe ist total nett und hat sich viel Zeit für mich genommen, aber irgend etwas fehlt mir noch, um das alles anzugehen. Kann ich auch mal zu Ihnen zu einem Gespräch kommen?"

Hebammenhilfe

Ich frage nach dem Vater des Kindes und seiner Einstellung zur Schwangerschaft. Sonja ist erstaunt: „So direkt hat mich das noch keiner gefragt, ich hatte immer den Eindruck, das ist alleine meine Angelegenheit". „Der Meinung bin ich nicht", wende ich ein.

„Wenn er hinter mir und dem Kind stehen würde, würde ich es vielleicht sogar bekommen", sagt sie traurig. „Könnten Sie ihn morgen mitbringen?" „Kennen Sie ihn?", fragt sie erstaunt, „das ist nämlich genau der richtige Ausdruck. Ich muss ihn mitbringen". „O.k. dann tun Sie das bitte".

Thorsten erscheint als Erster überpünktlich in meiner Praxis. Sonja und er wohnen weit entfernt voneinander. Er meckert ein wenig herum, was denn das Ganze soll. Der Stau auf der Autobahn habe ihn extrem genervt und warum die Männer auf einmal solche Auflagen kriegen. Ich weiß nicht, wovon er spricht, halte mich jedoch zurück, weil mir schwant, dass Sonja da vielleicht etwas eingefädelt haben könnte. Sonja erscheint und winkt mich, als sie Thorsten sieht, auf den Gang. Sie habe ihn nur mit dem Trick, dass der Mann jetzt auch bei einer Hebamme ein Gespräch führen sollte, bevor die Frau abtreiben darf, hierher gebracht. „Wir sparen dieses Thema am Anfang aus", erkläre ich ihr.

Ich beginne sehr formell und mit Abstand: „Warum passt ein Kind gerade nicht in Ihre Lebensplanung?" Thorsten wirkt erleichtert, dass ich ihm auf der intellektuellen Ebene begegne und antwortet: „Weil ich gerade noch ein Promotionsstudium anschließe und dafür den Kopf frei haben möchte".

„Was würde denn das Kind in Ihrem Kopf machen, wenn es geboren werden würde?", will ich wissen. Thorsten lacht: „Sie stellen echt lustige Fragen". Dann überlegt er lange. „Hm, vielleicht, dass ich nicht in Ruhe am PC arbeiten könnte, weil es schreit oder gefüttert werden muss".

Sonja ist erstaunt: „Ich habe mein Vordiplom gerade abgeschlossen und könnte durchaus zwei Urlaubssemester einlegen, also das kann es doch nicht sein, Thorsten!"

Ihr Freund wirkt verlegen. „Und dann sind wir noch viel zu jung", schiebt er nach. „Wer sagt das?", will ich wissen. Thorsten versteht nicht. „Ja, wer sagt, dass Sie zu jung sind?" „Das kann man doch überall lesen, dass die Frauen heute im Durchschnitt 30 Jahre alt sind beim ersten Kind und der Mann dann wahrscheinlich noch ein wenig älter, zumal wir ja auch noch Akademiker sind und die kriegen ihre Kinder ja alle später". „Und wo steht das?", interessiert mich. „Ja, das habe ich entweder im SPIEGEL oder in der ZEIT gelesen".

Sonja ist nun entsetzt. Ich zeige ihr mit einem Wink, dass sie mich bitte noch nicht unterbrechen möge. „Habe ich Sie dann richtig verstanden, dass Sie Ihren Kinderwunsch an den Aussagen von Journalisten, die sich auf statistische Mittelwerte berufen, orientieren?", frage ich zurück. „Na ja, nicht so direkt, es ist für mich vielleicht ein bisschen so. Schließlich muss man sich ja an irgend etwas orientieren", fährt er fort. „Haben Sie Studienkollegen, die Väter sind?", interessiert mich. „Nein, selbstverständlich nicht", sagt Thorsten.

„Meinen Sie, es würde Ihnen helfen, wenn Sie welche kennenlernen?", frage ich ihn. „Die gibt es nicht", sagt er bestimmt. „Ich rufe, vorausgesetzt Sie sind damit einverstanden, ein Paar an, das in Ihrem Alter ist und studiert und eben das zweite

Kind erwartet", schlage ich vor. Thorsten fragt vorsichtig: „Das zweite schon?"

Hebammenhilfe

Kontakt zu Paaren mit ähnlichen Lebensumständen herstellen.

Beide Paare treffen sich und besprechen die Situation „Studieren mit Kind". Sonja berichtet mir später am Telefon, dass Thorsten sehr schnell von diesem Paar überzeugt wurde, dass sie das Studieren mit Kindern viel angenehmer fänden, als später ständig die Frage nach dem richtigen Zeitpunkt für ein Kind vor sich herzuschieben oder gar der Karriere wegen zu opfern. „Nein, das ist es wirklich nicht wert", habe er geäußert, als er voller Stolz die kleine Tochter des Paares auf seinem Schoß sitzen hatte.

„Thorsten hat einfach ein Vorbild gebraucht. Dann ist er auch noch Einzelkind und steht unter einem immensen Druck, es seinen Eltern recht zu machen. Dass sich so schnell eine Lösung findet, hätte ich nicht gedacht. Ohne seine Unterstützung hätte ich das Kind aber abgetrieben, denn das wollte ich mir alleine nicht aufbürden", fasst Sonja zusammen.

Weiterer Verlauf

Ihr Kind kommt in ihrer Universitätsstadt in einem Geburtshaus zur Welt. Beide sind heute der Meinung, dass es ideal ist, die Kinder bereits während des Studiums zu bekommen. Sonja hat nach einem Urlaubssemester ihr Studium wieder aufgenommen, „weil es doch einfacher war, als gedacht. Es sind die Ängste im Kopf und weniger die Realität, die einem manchmal das Kinderkriegen verleiten", lautet ihr Resümee.

Kommentar

Betroffen machte mich, dass bei den Beratungsgesprächen zum Schwangerschaftsabbruch die Väter nicht obligatorisch mit eingebunden werden. Auch wenn nicht jeder Mann dazu gezwungen werden kann und will, wäre doch – nach obiger Erfahrung – ein wenig mehr Engagement und Information für alle Seiten zu wünschen, zumal es manchmal nur Kleinigkeiten, ja Missverständnisse und mangelnde Informationen zu sein scheinen, die Paare an einen Schwangerschaftsabbruch denken lassen.

1.2 Angst vor der Geburt bei Z. n. Sectio

Fallbeispiel

Christiane und Bernd kommen zu einem Beratungsgespräch in meine Praxis. Ihre Tochter Kira ist per sekundärer Sectio zur Welt gekommen. Christiane berichtet, dass sie schon in der ersten Schwangerschaft Angst vor der Geburt gehabt habe und jetzt nicht weniger.

Von ihrer Geburt und dem Grund des Kaiserschnitts erzählt Christiane: „Ich war total fertig und wollte die Hebamme, die ich schon von vor drei Schichten kannte, nicht mehr sehen. Sie war zwar nett, aber irgendwie dachte ich mir, jetzt ist genug, ich muss jetzt hier mal Platz machen, mir war es total peinlich, wie lange ich hier schon rum machte und es wurde mir gleich von ihr und dem Arzt zum Kaiserschnitt zugestimmt. Schließlich hatte ich das volle Programm erlebt, Schmerzmittel, PDA, Wehentropf, Wehenhemmer und irgendwann sogar mal beides, also alles".

Bernd erzählt unumwunden, dass er es am liebsten hätte, wenn seine Frau sich für einen Wunschkaiserschnitt entscheiden würde, da er schon den ersten Kaiserschnitt als sehr angenehm empfunden habe: „Plötzlich geht was, nachdem zig Stunden nichts ging. Da laufen dann mal einige Leute auf, packen alle zusammen mit an und schwuppdiwupp ist die Sache gelaufen, das Kind da und die Frau hat keine Schmerzen mehr", resümiert er engagiert.

Ich bitte Christiane, mir kurz ihre Schwangerschaft nebst Gefühlen zusammenzufassen: „Irgendwie war ich immer auf dem Sprung. Ständig habe ich auf irgend ein Ergebnis gewartet. Wenn das da war, kam auch schon die nächste Frage mit der Bitte um Abklärung. Ich hatte gar keine Zeit, mich auf mich und das Kind zu besinnen, vor lauter Aktivität und Entscheidungen. Ich habe die Schwangerschaft nicht weniger stressig als unseren Hausbau wenige Jahre zuvor empfunden“, sagt sie.

„Wie geht es dir mit deinem Kaiserschnitt?“, interessiert mich. „Ich habe einige Bücher gelesen, die sich mit Kaiserschnittverarbeitung beschäftigen“, erzählt sie, „ich habe nicht die Wut in mir, die manche Frauen dort schildern, es ist eher so eine Traurigkeit. Aber eines kann ich an diesen Büchern nicht ausstehen, dieses Beschwichtigende, Schönredende, dass die Geburt keine Leistungssache sei, sondern Schicksal, oder dass einer Frau nach einem Kaiserschnitt nicht das Leben schwer gemacht werden sollte, indem man den Kaiserschnitt in Frage stellt. Es wird gesagt, es sei angemessener, mit der Situation, die wir vorfinden, zu arbeiten und sie zu verändern. Natürlich, es bleibt einem ja gar nichts anderes übrig. Mich erinnert das an die Vorlesungen in Pädagogik, die wir an der Uni hatten, wenn wir es mit lernbehinderten Schülern zu tun haben. Dort mag es ja absolut angemessen sein, so zu verfahren, aber ich bin weder gehirnamputiert, noch lasse ich mir diesen esoterischen Krampf aufschwatzen, dass Geburt alleinig Schicksal sei oder die Realität ein wenig geschönt werden muss, weil mir als Frau das Leben nicht zu schwer gemacht werden soll. Jeder, der nur ein bisschen Hirn im Kopf hat, merkt doch alleine schon an der Wortwahl, wie sich hier Menschen, die ein Problem haben, das sie nicht angehen können oder wollen, so zurechtbiegen, dass es in ihr Weltbild passt. Also ich bin wahnsinnig traurig, dass ich mein Kind nicht vaginal bekommen habe und ich sehe auch meine Anteile daran, dass es nicht geklappt hat und mache nicht das Schicksal alleine dafür verantwortlich, das ist ja lächerlich. Mein Kind will ich auf jeden Fall vaginal bekommen“, beendet Christiane ihr langes Statement.

Während ihrer engagierten Rede habe ich das Gefühl, dass es dieses Mal klappen müsste. Woran? Weil sie nicht mehr die extremen Anpassungstendenzen in Form von Abgabe an Verantwortung in sich trägt (siehe ihre Kurzbeschreibung der Vorsorge), sondern aufgrund ihrer **Wut** (das ist doch nicht nur Traurigkeit, von der sie spricht!) einen guten Motor hat, aus dem sie die Energie schöpfen kann, um ihre Angst vor der Geburt anzugehen. „Und was ist mit deiner Angst vor der Geburt?“, will ich wissen.

Christiane überlegt und antwortet dann: „Also die Zahl ist es nicht, wovor ich Angst habe. Ich meine die Rissgefahr. Angst hatte ich ja schon vor der ersten Geburt. Ich weiß ja, dass man während der Geburt irgendwann gar nicht mehr denken kann, deshalb kann es ja auch gar nicht sein, dass eine Zahl mir dann Angst macht. Es ist irgendwas tiefer Liegendes, das ich überhaupt nicht fassen, geschweige denn in Worte fassen könnte“, beschreibt sie „ihre Angst“.

Bernd sitzt inzwischen gelangweilt und abwesend neben uns. Deutlich ist ihm anzumerken, dass „diese Frauengespräche“ nicht so sein Ding sind und er nur aus Höflichkeit nicht das sagt, was er denkt.

Hebammenhilfe

Mein Vorschlag an die beiden heißt Bodypainting und eineinhalb bis zwei Stunden Zeit.

Hebammenhilfe

Bodypainting zur Angstbewältigung.

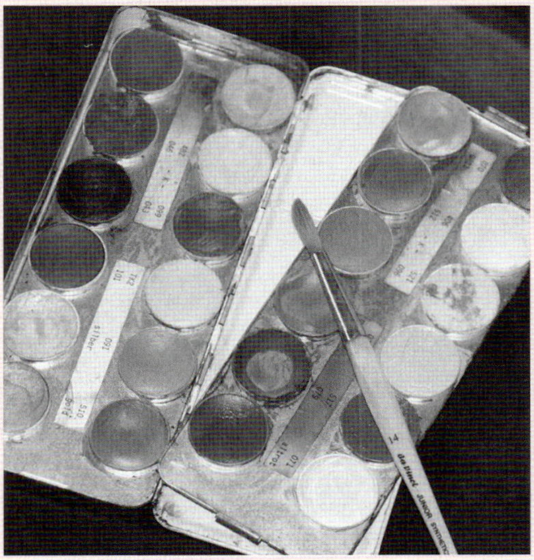

Abb. 1.1 Farbkasten für Bodypainting

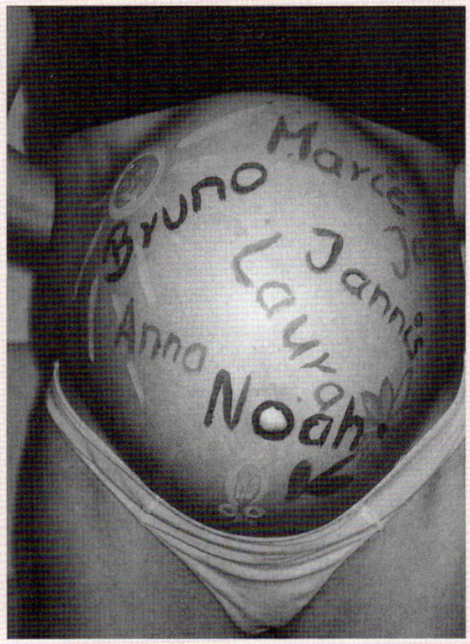

Abb. 1.2 Bodypainting (Foto nachgestellt)

Zunächst malt Christiane die Geburt ihrer Tochter auf Bernds Bauch. Sie benutzt dafür anfänglich Grün- und Blautöne und mischt ein leuchtendes Petrol auf die Bauchmitte ihres Mannes. Bernd liegt entspannt auf dem Boden. Dann nimmt sie Gelb dazu und schließlich Rot. Interessant ist, wie sich Bernd dabei verhält. Er wird zunehmend angespannter, atmet ruckartiger, seufzt hin und wieder, schaut schließlich auf seinen Bauch und fragt seine Frau, ob sie bald fertig sei. Christiane betrachtet ihr Werk und überlegt lange, während sie alle Farben betrachtet. Dann zieht sie mit schwarzer Farbe einen dicken Kreis um die petrolfarbene Mitte. „Jetzt", sagt sie.

Gemeinsam betrachten wir das Gemälde. Christiane beginnt selbst darüber zu sprechen: „Am Anfang war es leicht und strahlend, dann fiel es mir immer schwerer, eine Farbe dafür zu finden, aber auf jeden Fall passt der Anfang mit dem Petrol und das Ende mit dem Burgwall aus Schwarz drum herum. Aber ob die Farben genau zum mittleren Teil meiner Geburt passen, kann ich nicht sagen".

„Und was sagst du dazu?", möchte ich gerne von Bernd wissen. Er betrachtet kurz seinen Bauch und sagt dann: „Also mit den Farben kann ich wenig anfangen, aber das Blaugrüne war am angenehmsten, als das aufgetragen wurde. Danach hatte ich den Eindruck, als ob Christiane nicht mehr weiter weiß und das hat mir so eine Unruhe gemacht, weil ich dachte, so schwer kann das doch nicht sein, da was auf den Bauch zu malen. Aber der Schluss mit dem Kreis war wieder sehr angenehm, so als ob sie einen Punkt setzt oder endlich einen Schlussstrich zieht. Nur die Farbe gefällt mir überhaupt nicht. Schwarz passt für mich nicht zur Geburt unserer Tochter. Ich hatte nie Todesangst um sie. Es war ja eher nur so, dass Christiane nicht mehr weiter wusste oder konnte und dann musste ihr halt der Arzt das Kind holen".

Christiane hat ihrem Mann aufmerksam zugehört. Sie blickt wieder auf den bemalten Bauch ihres Mannes und fragt mich dann: „Wie war das bei deinen Geburten? Hast du da auch mal nicht weiter gewusst?"

„Ich habe gemerkt, dass ich dann nicht weiter komme, wenn ich das Nicht-weiter-Kommen als Zustand, als Fixpunkt, als Wertung zulasse. Als ich das aufgegeben habe und mich durchlässig den

Wehen stellte, rollte die Geburt wie ein Hurrikan durch mich hindurch und ich musste nur noch genau aufpassen, dass ich ganz konzentriert am Ideal-Plateau der Wehe mit der tiefen Atmung beginne, weil ich sonst wie ein Rodler im Eiskanal von der Ideallinie abgekommen und ins Schlingern geraten wäre. Und während der Wehenpause ruhte ich im Auge des Hurrikans. Ich wusste, dass diese Ruhe Realität war und dass sie mir der Hurrikan schenkte, wie ein kleines Zuckerl, so als ob er mir sagen wollte, ich bin zwar unerbittlich, aber ich bin nicht grausam. Ich weiß, was du kannst. Nur eines werde ich niemals akzeptieren: Dass du dich mir nicht stellst, dass du mir ausweichst, dass du flüchtest. Wenn du das tust, bleibt eine Kränkung in dir zurück, die vielleicht niemals heilen wird.

Und so wusste ich, dass ich nicht gegen den Hurrikan zu kämpfen brauche, weil er mir hilft, wenn ich mit ihm kooperiere. Weil er nur das Beste für mich will: Dass ich mich erkenne, dass ich mich annehme mit allen Stärken und Schwächen, dass ich durch ihn über mich hinaus wachse. Er alleine bestimmt, wie lange die Geburt dauert und kein anderer neben ihm. Ich war gespannt, auch weil ich wusste, ich werde nach dieser Geburt nie mehr wieder die sein, die ich vorher war, weil die Begegnung mit dem Hurrikan so mächtig, so gewaltig war, alles andere winzig werden lassend und in den Schatten stellend.

Und als ich klein genug war, als ich nicht mehr wusste, wer ich war und ob ich war, war es vorbei. Und der Hurrikan hatte als Geschenk nicht nur das Kind, sondern eine Kraft zurückgelassen, aus der ich ständig schöpfe, aus der ich unbegrenzt trinken kann und die mir die Wahrheit mitgegeben hat, dass wir Frauen viel mächtiger sind, als wir meinen zu sein.

Dadurch, dass die meisten Frauen keine solche Geburtserfahrung haben, verschärfen wir jedoch unser latentes Emanzipationsproblem. Äußerlich betrachtet sind wir absolut gleichberechtigt, innerlich betrachtet ordnen wir uns, auch wenn wir dies nach außen vehement ablehnen, medizinischen Aspekten unter, wie wir uns seit Jahrhunderten den gesellschaftlichen Rollen nach wie vor recht klaglos unterordnen. Dabei weiß eine Frau nach einer solchen Geburt, dass sie Managerin werden kann, wenn sie es will, es aber nicht werden muss, weil in ihr die Wahrheit wohnt, dass sie – egal was sie von nun an macht – Macht hat", antworte ich.

„Gigantisch ist das. Ich werde ganz neidisch. So weit war ich nie", bekennt Christiane, „das ist Tiefe, das ist Eintauchen. Da war ich nur an der Oberfläche. Am Anfang, so bis fünf Zentimeter, da war es echt o.k. Ich bin mit allem klar gekommen, aber irgendwann habe ich immer mehr meine Fühler danach ausgestreckt, was jetzt die Hebamme dazu meint und der Arzt mir vorschlägt".

„Warum hast du das gemacht?", interessiert mich. Christiane denkt nach: „Vielleicht, weil mir die Leute fremd waren und ich mich dort nicht wirklich wohl fühlte, obwohl wir uns das Krankenhaus mit den schönsten Räumlichkeiten ausgesucht hatten. Die Leute haben mich abgelenkt, auch wenn sie ihr Bestes gegeben haben. Jede Schicht wollte wieder erneut wissen, wer ich bin und wie es mir geht. Es war so eine nette Plänkelei mit dem Personal als ich dann die PDA liegen hatte. Aber wie sollte ich mit Betäubung im Rücken auch einen Hurrikan erleben, selbst wenn er sich eingestellt hätte? Was er jedoch nicht tat, weil ich es nicht zugelassen habe oder nicht zulassen konnte, ich weiß es nicht.

Ich spüre auf jeden Fall an meiner Traurigkeit, dass es eine Verletzung ist, Du hast es Kränkung genannt. Das finde ich auch schon wieder beschönigend. Ich fühle mich definitiv verletzt und will auch endlich einen Hurrikan erleben".

Weiterer Verlauf

Bei ihrer zweiten Geburt tobt Christianes Hurrikan gute fünf Stunden. Einmal, als eine heftige Wehe anrollte, ruft sie: „Bist du groß und schön!" Ihrem Mann stehen Tränen der Freude in den Augen und auch für mich ist es traumhaft, ihr beim Gebären zuzuschauen und zu sehen, dass sie ist, was sie sieht, oder sieht, was sie ist?

Christiane lebte durch die Geburt förmlich auf. Ihr zeitweilig sehr melancholisches Naturell wich einer energiegeladenen Präsenz. Ihr Mann zeigte sich von den ganzen Veränderungen seiner Frau, die bis weit in ihr Privat- und Berufsleben griffen, mehr als beeindruckt.

Bernd machte beim Abschlussgespräch im Wochenbett neben den niedergelassenen Gynäkologen uns Hebammen für den zunehmenden Trend an primären Kaiserschnitten verantwortlich: „Dass Ärzte dazu raten, weil es in ihren Augen etwas Vertrautes, Praktisches und juristisch Sicheres ist, kann ich absolut nachvollziehen.

Dass aber Hebammen die ganzen Trümpfe, die sie in der Hand haben, nicht ziehen, ist für mich überhaupt nicht nachvollziehbar".

Bodypainting: Material und Vorbereitung

Ich habe über eine Drogerie mein eigenes Bodypaintingset bezogen. Weitere Quellen wären ein Künstler- oder Theatermaterialversand, das Internet oder Supermärkte mit sporadischen Aktionen.

Den Eltern stelle ich frei, ob wir mit meinem Material arbeiten oder ob sie sich ein eigenes Set besorgen. Gerne nehmen die Eltern das Angebot an, mit meinen Farben zu arbeiten, sich aber vorher einen oder mehrere eigene Pinsel zu besorgen.

Je nach Thematik malt die Frau auf den Bauch des Mannes, der Mann auf den Bauch der Frau oder beide nacheinander. Die Frauen machen es sich in der Regel mit dem Stillkissen leicht aufrecht auf dem Bett oder einem Teppich bequem. Eine Mutter, die Gemini erwartete, saß bequem und aufrecht mit geschlossenen Augen in einem Ohrensessel. Wichtig ist das Entstehen eines Vena-cava-Kompressionssyndroms durch vorausschauende Lagerung und Hilfestellung zu verhindern, um den Fluss der Handlung nicht zu stören.

Manche Männer und Frauen haben Probleme damit zu malen, fühlen sich unter Druck und arbeiten sehr mit dem Kopf. Ich beuge einer solchen Stresssituation vor, indem ich bei dem Partner kurz mit meinen Fingern eine Blume, eine leuchtende Sonne oder ein lustiges Tier auf den Bauch aufmale, um dem Paar die Hemmungen zu nehmen. Manchmal greifen sie das Gemalte sofort auf und kreieren darum herum ihr eigenes Werk oder ich wische es weg, wenn ich merke, dass der Funken jetzt übergesprungen ist und mein Gemaltes stört.

Immer wieder stelle ich fest, dass es auch an mir liegt, ob sich jemand schwer damit tut, sich zu öffnen und seine Gefühle zu malen. In diesen Fällen habe ich dann noch nicht den richtigen Zugang zu diesem Menschen gefunden. Auch für mich sind dies wertvolle und kostbare Momente, in denen ich tief in menschliche Seelen blicken darf und viel über die Dynamik von Gefühlen erfahre.

Kommentar

Immer wieder stelle ich fest, dass es wichtig ist, den Besonderheiten der Zeit, in der wir leben zu begegnen. **Unsere Zeit ist auf Bilder geprägt**. Dem Visuellen wird im großen Maße gehuldigt. Auf der anderen Seite regiert unser **Intellekt** und fordert zu einer unglaublichen Aktivität heraus. Nicht selten höre ich gerade von Frauen mit traumatischen Erstgeburten: „Ich hatte gar keine Zeit, mich auf mich und mein Kind zu besinnen, vor lauter Aktivität und Entscheidungen während der Schwangerenvorsorge ". Christiane gibt ihrer ersten Schwangerschaft das gleiche Stresslevel, das sie sich bei ihrem Hausbau wenige Jahre zuvor attestierte. Wie soll eine Frau da guter Hoffnung sein?

Und: Wie kann eine Hebamme einer auf Intellekt und Aktionismus geprägten Frau begegnen? Nicht auf der Ebene – hier der intellektuellen – auf der das Problem entstanden ist. Frauen wie Christiane neigen dazu, mit dem Kopf durch die Wand ihr Problem lösen zu wollen, nach dem Motto: „Ich bin doch nicht blöd, ich habe Abitur, ich bin Akademikerin, ich habe promoviert und meinem Arbeitgeber geniale Lösungsmöglichkeiten für seine betrieblichen Probleme geliefert, da werde ich doch dieses Problemchen, mein Kind endlich vaginal gebären zu können, auch noch in den Griff kriegen".

Viel besser ist es, ganz woanders nach Lösungen zu suchen, beispielsweise über **Körperarbeit und Bodypainting**, gerade wenn ein Paar ständig sein Problem intellektuell umkreist und nicht weiter kommt.

> **!** Durch Bodypainting kann ein Paar einen guten Zugang zu sich selbst und zu den eigenen Gefühlen finden und diesen nach und nach mehr Vertrauen entgegenbringen.
>
> Wichtig ist dabei, **behutsam** bei sehr intellektuellen, körperentfernten Menschen vorzugehen und den Intellekt immer wieder als bekannten Anker und somit Sicherheitsfaktor miteinzubeziehen.

Schön ist auch zu sehen, wie diese künstlerische und kreative Form der Hebammenbegleitung die Familien stärkt und die Eltern ermutigt, ihre Kinder genau zu betrachten und zu „interpretieren" und nicht bei jeder kleinen Auffälligkeit gleich zum Arzt zu rennen.

Eine Mutter, die während der Schwangerschaft zunächst sehr reserviert auf die Bodypaintingstunde reagiert hatte, berichtete mir, dass sie bei ihrem drei Wochen alten Sohn, der ständig schrie, im warmen Badezimmer mit Bodypaintingfarben auf seinem Bauch herausfand, dass sie sich mehr Freiheiten gönnen musste, da sowohl sie, als auch ihr Sohn die Beziehung als zu eng und klammernd empfanden. Sie setzte dies um und die Blähungen verschwanden in den folgenden Tagen. Wer diese ernste und sehr kopfbetonte Frau am Anfang ihrer Schwangerschaft kennengelernt hat, hätte es nicht für möglich gehalten, dass sie derart selbstständig auf kreative Weise an die Lösung ihres Problems herangeht.

Die Bodypaintingarbeit ist für mich ein unerschöpflicher Quell meiner Arbeit geworden. Ich wende sie jedoch längst nicht bei jedem Paar an, da es sich um keine Wellnessbehandlung handelt, sondern mir und den Paaren **Zugang zu Lösungsmöglichkeiten ihres individuellen Problems** verschafft, auf das wir auf intellektueller Ebene anders niemals gestoßen wären. Zu bedenken ist dabei, was schon Picasso sagte: „Wenn es nur eine Wahrheit gäbe, könnte man nicht hundert Bilder über dasselbe Objekt malen".

1.3 Z. n. Sectio/Epilepsie

Fallbeispiel

Ariane erwartet ihr zweites Kind. Das erste wurde neun Jahre zuvor per Kaiserschnitt geboren. „Ich war damals noch ein Teenager und die Betreuung während der Geburt war fürchterlich. Von den Hebammen fühlte ich mich abgelehnt. Dabei war ich so stolz gewesen, dass ich mein Kind bekomme und nicht abgetrieben habe. Irgendwann sagten sie dann, dass die Herztöne schlecht seien, und machten einen Kaiserschnitt".

Ariane kommt mit ihrem Lebensgefährten in meine Praxis. Während der Anamnese erfahre ich, dass sie als Kind mehrere epileptische Anfälle hatte und seitdem – bis auf die Schwangerschaft – mit Valproinsäure eingestellt gewesen sei. „Sowohl mein Vater als auch meine Großmutter hatten solche Anfälle und sie sind bei uns psychisch bedingt. Ich habe mich nicht getraut, dir das am Telefon zu sagen, damit du mich nicht gleich wegen meines Kaiserschnittes ablehnst", erzählt Ariane und fährt fort, „ich habe die Valproinsäure vor Monaten selbstständig abgesetzt, also noch vor der Empfängnis, da dieses Medikament schwere Nebenwirkungen für das Kind hat. Wer hat denn schon Verständnis für meine Ängste?", fragt sie. Bei einem Arzt sei sie deshalb seitdem nicht gewesen.

Ich weise sie darauf hin, dass sie aufgrund ihrer Befunde Z. n. Sectio und der epileptischen Anfälle ihre Vorsorge bei einem Gynäkologen durchführen lassen sollte. Sie fragt mich daraufhin: „Sag mir bitte, was der Gynäkologe anders machen kann oder feststellen kann, im Vergleich zu dir? Schließlich nehme ich weder dieses Medikament noch ein anderes während der Schwangerschaft ein, so lange sich keinerlei Anzeichen für eine erneute Krampfbereitschaft zeigen. Dann war ich Fotoepileptikerin, das heißt ich reagiere in psychisch stressigen Zeiten auf flackerndes Licht und habe in der Regel schon Stunden vorher eine Aura, indem ich mich von oben sehe. Je weiter ich mich aus meinem Körper entferne, um so näher bin ich dem Anfall. Das kriege ich voll mit. Da ich die Anfälle nur in psychischen Stresssituationen hatte, möchte ich jetzt eben die Hausgeburt, weil ich mir den Stress der Klinikgeburt nicht mehr antun möchte, um die Wahrscheinlichkeit eines Anfalls möglichst gering zu halten. Ich gehe aber natürlich dann zum Arzt, wenn du irgend etwas zur Abklärung brauchst".

Hebammenhilfe

„Antworten auf einige Fragen brauche ich allerdings", erkläre ich, „ich muss dich zudem darauf hinweisen, dass ein epileptischer Anfall während der Geburt einen Sauerstoffmangel beim Kind verursachen kann und dokumentiere dies auch so". Wir einigen uns darauf, dass zum jetzigen Zeitpunkt keinerlei Zusagen in Richtung Hausgeburt gemacht werden können und wir beide uns dies offen halten. Ariane sagt dazu: „Mir ist klar, dass du dich als Hebamme abgrenzen musst und ich finde das auch absolut o.k. Ich möchte dir allerdings sagen, dass ich in jedem Fall, in dem mir nicht klar ist, was gegen eine Hausgeburt sprechen sollte, auch eine mache, wenn es sein muss alleine mit meinem Freund, auch wenn du dich nicht bereit erklärst, meine Hebamme zu sein. Denn in eine Klinik will ich nur noch, wenn es absolut sein muss".

Ich dokumentiere dies ebenfalls und vereinbare mit ihr, dass sie zunächst zu einer Gynäkologin geht, mit der ich gleich telefonisch einen Termin vereinbare. Am Telefon erkläre ich der Ärztin die Situation und informiere sie darüber, dass ich Ariane wegen der epileptischen Anfälle noch zu ihrem früheren Neurologen schicken werde. „Gynäkologisch interessiert mich der Plazentasitz", sage ich, „und ob sie in irgend einer Form mit der Sectionarbe kollidiert". Die Gynäkologin spricht mir wenige Tage später auf den Anrufbeantworter und gibt grünes Licht „Fundusplazenta".

Der Neurologe führt ein EEG durch. In seinem Brief an mich spricht er von einem unauffälligen EEG, weist jedoch darauf hin, dass Stressfaktoren einen Anfall begünstigen können.

Ariane und ich führen anschließend neben der unauffälligen Vorsorge zahlreiche Gespräche. Wir sprechen u. a. anhand ihres Geburtsverlaufs über die von den sie betreuenden Hebammen und Ärzten gemachten verletzenden Äußerungen. Sie lässt dabei ihre ganze, über neun Jahre angestaute Wut heraus.

Hebammenhilfe

Psychische Verarbeitung der Sectio durch Narbenmassage.

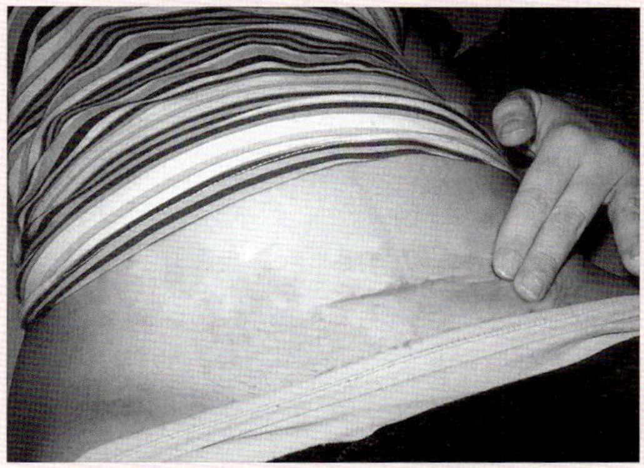

Abb. 1.3 Narbenbehandlung nach Sectio (Foto nachgestellt)

Ich bitte Ariane – wie jede Frau nach vorangegangenem Kaiserschnitt – eine Narbenbehandlung durchführen zu lassen. Ariane fragt mich, ob ich eine Behandlung mit ihr gemeinsam durchführen könnte. „Ich kriege jetzt schon einen Kloß im Hals, wenn ich an die Narbe und den Kaiserschnitt denke, da will ich nicht, dass noch jemand in der Begleitung mitmischt", erklärt sie.

Ich betrachte zunächst mit ihr gemeinsam die Narbe, die optisch unauffällig erscheint. Als ich – nach ihrer Erlaubnis – langsam mit den Fingern darüberstreiche, bemerke ich einen dicken, verhärteten Wulst darunter. Augenblicklich fängt Ariane an zu weinen. Ich halte die Narbe mit meinen Fingern, während sie lange weint. Interessant ist für mich immer das Gefühl, das sich während eines solchen Kontaktes einstellt. Bei Ariane entsteht ein leichter Sog, der mich in die Tiefe der Narbe zieht. Langsam beruhigt sie sich und bittet mich, bald wieder mit ihr „so zu arbeiten, da es zwar anstrengend, aber irgendwie auch angenehm ist".

Bei unserem nächsten Treffen weint sie bei der Berührung der Narbe mit meinen Fingern nicht mehr, so dass ich langsam beginne, die Haut in die Richtung zu streichen, die gut verschieblich und von ihr nicht als unangenehm empfunden wird. Ich halte anschließend am Ausgangspunkt wieder inne und spüre in der Tiefe der Gewebeschichten nach. Ariane beginnt wieder zu weinen, jedoch nicht mehr so heftig, wie bei der ersten Behandlung.

In einer dritten Sitzung ist es mir schließlich möglich, die gesamte Narbe in allen ihren Schichten zu behandeln und Ariane besteht darauf, dass ich dies sehr dynamisch durchführe – da sie dadurch einen deutlichen Energieschub erfahre „als ob sich etwas löst". Die Narbe fühlt sich insgesamt in ihrer Tiefe weniger hart und verspannt an und Ariane bittet mich noch zweimal, im Anschluss an die Vorsorgen, die Behandlung durchzuführen.

Weiterer Verlauf

Wir gehen schließlich gemeinsam in die Hausgeburt. Arianes Wunsch geht in Erfüllung. Sie bekommt ihr Kind nach acht Stunden Wehentätigkeit zu Hause. „Ich habe auch hart dafür gekämpft", sagt sie später. Eine Aura trat nie auf.

Ariane hatte ich zuvor ausführlich über Ruptur, epileptischen Anfall und Sauerstoffmangel beim Kind aufgeklärt. Sie und ihr Lebensgefährte unterschrieben verantwortungsbewusst.

Kommentar

Essenziell ist für mich bei Frauen nach einem vorangegangenen Kaiserschnitt die **Behandlung der Narbe**. Das muss nicht ich als Hebamme tun, ich komme aber gerne dem Wunsch der Frau nach. Warum?

Vor vielen Jahren habe ich zwei Frauen nach vorangegangenem Kaiserschnitt begleitet, die ich mit Verdacht auf eine drohende Uterusruptur in die Klinik einweisen musste. Bei keiner dieser Frauen zeigte die Re-Sectio eine Ruptur, die Frauen klagten jedoch über teilweise heftige Schmerzen im Narbengebiet.

Ich beschäftigte mich daraufhin mit Behandlungsmöglichkeiten im Vorfeld, da beide Frauen über eine stark verdickte und damit auffällige Narbe geklagt hatten, auf die ich damals „nur" mit dem Hinweis, die Narbe mit Narbengel zu behandeln, eingegangen war. Mir erschien es logisch, dass eine Narbe eine energetische Belastung darstellen kann, insbesondere dann, wenn sie von den Frauen als auffällig und unangenehm bezeichnet wird.

Über die **Art und Weise der Narbenbehandlung** werden teilweise hitzige Diskussionen geführt. Meine Erfahrung zeigt mir, dass eine gute Beziehung zur Frau und ein guter Kontakt zu allen Schichten der Narbe und damit der Frau insgesamt wichtiger ist, als die Frage auf welche – mechanische – Art und Weise die Frau jetzt genau „behandelt" werden muss.

Wichtig ist, einen guten Kontakt zwischen Haut, Körper, Frau und mir selbst zu halten. Ich reflektiere auch vor jeder Sitzung, ob ich mich jetzt und heute in der Lage fühle, diese Behandlung gut durchzuführen. Es geht nicht darum, etwas zu machen, im Sinne einer Mechanik, sondern auf verschiedenen Ebenen einen Menschen zu begleiten – mit allen Sinnen. Das geht sicher nicht an jedem Tag, zumal Narben emotionale Belastungen in Form von Erinnerungen tragen können, die sogleich gut aufgefangen werden müssen, in einem Gespräch oder in einer langen Schweigephase, die oft noch intensiver ins Thema dringt, als es manchmal ein Gespräch vermag.

Deshalb sage ich den Frauen ehrlich, wenn ich mich an einem Tag dazu nicht in der Lage fühle, weil ich beispielsweise nach einer mich anstrengenden Geburt erst selbst wieder zu Kräften kommen muss.

Eindrücklich ist, wie sich die Narbe während der Behandlungen verändert. Die meisten Frauen teilen mir mit, dass die Narbe nun endlich ein Teil ihrer selbst ist und dass sie „ihren Wulst" nicht mehr als abgeschnitten oder von ihnen getrennt wahrnehmen. Diese Wahrnehmung finde ich essenziell, gerade auch für die Begleitung in der außerklinischen Geburtshilfe. Bislang hat keine dieser Frauen über einen ähnlichen Zug auf ihre Narbe oder einen Narbenschmerz während der Geburt geklagt, wie ich es früher bei nicht behandelten Frauen erlebte, was nicht heißt, dass es von nun an nicht mehr vorkommen wird! Das wird die Zukunft zeigen. Dafür sind etwa 60 derart begleitete Frauen wohl noch zu wenig. Ich kann sagen, dass Narbenbeschwerden zumindest weitaus seltener sind, als ohne Behandlung.

Die Narbenbehandlung habe ich **modifiziert nach der Narbenbehandlung aus der Fußreflexzonentherapie** nach Hanne Marquardt. Darüber hinaus sind meine Erfahrungen der vergangenen Jahre mit eingeflossen.

Da ich einige Frauen pro Jahr nach vorangegangenem Kaiserschnitt außerklinisch begleite, hier noch etwas **Grundsätzliches zum Vorgehen**:

- Das Paar wird ausführlich über eine **Uterusruptur**, die in der Literatur im Promillebereich angegeben ist, aufgeklärt, mit den daraus resultierenden Folgen – Blutungen bei der Mutter, O_2-Mangel beim Kind. Ehrlicherweise füge ich an, dass die angegebene Rupturzahl eine klinische Zahl ist und darin auch die gedeckten Rupturen Aufnahme gefunden haben. Damit sind die zufällig bei einer Re-Sectio entdeckten Rupturen ohne – bislang – klinische Zeichen gemeint. Für die Hausgeburtshilfe liegt dagegen noch keine Untersuchung mit eigenen Zahlen vor. Grundsätzlich ist jedoch davon auszugehen, dass die Rupturzahlen eher geringer sind als in der Klinik, da eine verantwortungsvolle Hebamme bei Z. n. Sectio zu Hause weder mit Rizinuscocktail noch mit Oxytocin oder Prostaglandinen einleitet und die Geburt konsequent interventionsarm begleitet. Damit fallen zu Hause auch die PDA als Betäubung und so die zusätzliche Gefahr, eine Ruptur nicht zu erkennen, weg.

- Durch die **Eins-zu-eins-Begleitung** wird die Frau zudem wie ein Augäpfelchen gehütet. So bitte ich jede Frau, mich gleich bei der ersten Wehe zu informieren, um eventuelle Auffälligkeiten sofort mit einer adäquaten professionellen Begleitung begegnen zu können.
- Die Kristeller-Hilfe wird nur als Notfallmaßnahme – also so gut wie nie – angewandt.
- Bei einem **Transportweg von maximal 20 Minuten** kläre ich das Paar darüber auf, dass dies auch dem gängigen Zeitprofil einer Klinik entspricht, nach dem ein Kaiserschnitt im Notfall durchgeführt werden sollte – bei gleichzeitigem Telefonmanagement mit dem Kreißsaal vom Auto aus und mit dem Hinweis der Dringlichkeit einer Sectio bei Verdacht auf Uterusruptur. Dennoch wird die Wegezeit selbstverständlich als Besonderheit der Hausgeburtshilfe erwähnt. Vor allem, wenn der Transportweg in seltenen Fällen darüber liegen sollte, weise ich darauf hin, dass die Zeitdifferenz über 20 Minuten in jedem Fall ein besonderes Risiko der Hausgeburtshilfe darstellt und dokumentiere dies auch so.

Andererseits wundere ich mich immer wieder darüber, wie viel Arbeit mir als Hausgeburtshebamme in der **Aufklärung und Dokumentation** bei Frauen mit Wunsch nach einer außerklinischen Geburt bei Z. n. Sectio aufgebürdet wird – als ob die Begleitung der nicht selten traumatisierten Frauen und deren Narbenbehandlung nicht ausreichen würde. Vor allem, wenn ich mit den Frauen ihre Geburtsverläufe anhand der Partogramme durchspreche und mich manchmal frage, ob der Kaiserschnitt wirklich medizinisch notwendig gewesen ist. Warum soll ich als Hausgeburtshebamme ein Risiko tragen, das ich mir gar nicht eingebrockt habe? Warum wird bei einer Uterusruptur nicht auch der dafür zuständige Operateur gefragt, warum er den Kaiserschnitt durchgeführt hat, auf welche Weise und warum die Narbe einer interventionsarmen Geburt nicht standgehalten hat?

Nichtsdestotrotz begleite ich Frauen bei vorangegangenem Kaiserschnitt und Wunsch nach Hausgeburt weiterhin gerne außerklinisch nach intensiver Vorsorge, Vorbereitung und Narbenbehandlung und verwehre den Frauen nicht aufgrund forensischer Gründe ihr Selbstbestimmungsrecht auf eine normale Geburt. Die Zahlen geben mir recht: Etwa 95% der so begleiteten Frauen bekommen ihre Kinder nach vorangegangenem Kaiserschnitt zu Hause. Die verlegten Frauen hatten bislang alle eine Re-Sectio, nach der Narbenbehandlung jedoch keine aufgrund einer drohenden oder fraglichen Uterusruptur.

Antiepileptische Medikamente in der Schwangerschaft

Die Zahl an Ungeborenen, die antiepileptischen Medikamenten ausgesetzt sind, wird in Deutschland auf etwa 4000 pro Jahr beziffert. Europaweit sind es etwa 35 000. Dies wird von vielen Ärzten kritisch betrachtet. Jüngste Studien, die sich vor allem mit der Frage der Intelligenzminderung dieser Kinder befassen, seien beunruhigend. So heißt es in einer aktuellen Stellungnahme der Deutschen Gesellschaft für Epileptologie, die Bettina Schmitz von der Neurologischen Klinik und Poliklinik der Charité Berlin zusammen mit anderen Experten in der Fachzeitschrift „Der Nervenarzt" veröffentlicht hat. Die meisten Beobachtungen beziehen sich auf das **Antiepileptikum Valproat**, nicht zuletzt deshalb, weil es sich um ein gut wirksames und schon lange und häufig verwendetes Medikament handelt. So fielen in einer englischen Studie 30% von 179 Kindern, die als Ungeborene dem Mittel ausgesetzt waren, in der Schule wegen **schlechter Leistungen** auf und wurden für Fördermaßnahmen empfohlen. Auch andere Untersuchungen wiesen eine Häufung von Autismus oder ähnlichen Erkrankungen, wie dem Asperger-Syndrom, nach.

Das **Risiko für Herzfehler, Harnwegsdefekte, Anomalien des Skeletts, Spina bifida und Lippen-Kiefer-Gaumen-Spalten** ist um das rund Zwanzigfache erhöht, wenn die Mutter in der frühen Schwangerschaft Valproat einnimmt. Für Carbamazepin hat man eine Steigerung bis auf das Zehnfache ermittelt. Nicht zuletzt, um die vielen drängenden Fragen beantworten zu können, hat man das „Europäische Register für Schwangerschaften unter Antiepileptika" gegründet (www.eurap-germany.de). Eine erste Auswertung der gesammelten Daten ergab, dass die Fehlbildungsrate nach einer Antiepileptikatherapie um rund das Dreifache erhöht ist.

Erfasst werden auch Erfahrungen über die Anwendungen von Antiepileptika bei anderen Krankheiten als der Epilepsie. Diese Substanzen werden nämlich immer häufiger auch bei Schmerzen wie Migräne sowie bei manisch-depressiven Störungen verordnet.

Quelle

Martina Lenzen-Schulte, Frühschaden, Risiko für Ungeborene durch Epilepsie-Medikamente, FAZ, 28.6.2006

1.4 Z. n. Totgeburt

Fallbeispiel

Christine, 38 Jahre, erwartet nach fünf Jahren Kinderwunsch ihr zweites Kind. Ihr erstes Kind hatte sie nach neun Jahren Kinderwunsch und durch IVF schwanger in der 35. SSW tot geboren. Der geplante Kaiserschnitt war auf die 38. SSW angesetzt gewesen. Die unpersönliche, sehr technikorientierte Begleitung dieser Schwangerschaft, die ihr höchstmögliche Sicherheit versprach – deshalb hatte sie alle damals vorhandenen Angebote inklusive „Babyfernsehen" auch gerne angenommen –, aber sie nach dem Tod des Kindes sprachlos alleine ließ, veranlassten sie, sich dieses Mal für eine Hebammenbegleitung von Anfang an zu entscheiden. Bei dem ersten Kind hatte die Obduktion keinerlei Auffälligkeiten ergeben.

Christine kommt mit ihrem Mann und sehr klaren Vorstellungen zum Erstgespräch in die Praxis. So möchte sie nur bei Auffälligkeiten einen Arzt aufsuchen und nur einen Ultraschall durchführen lassen. Ich kläre das Paar darüber auf, dass Christine aufgrund der Totgeburt und ihres Alters einen Befund im Mutterpass stehen habe und dass sie deshalb als Risikoschwangere eingestuft werde, ich die Vorsorge an einen Gynäkologen abgeben und es so in ihren Mutterpass eintragen müsse. Sie erklärte lakonisch: „Wenn das alle Seiten für ihre rechtliche Absicherung brauchen, trage das ruhig ein, ich mache trotzdem das, was ich möchte, und das ist auch die Vorsorge durch dich".

Wir verständigen uns auf die normalen Vorsorgeabstände, da sich keinerlei Hinweise auf Probleme zeigen und das Kind spontan empfangen worden war. Auch eine Pränataldiagnostik lehnt Christine ab. Bis zur 23. SSW verläuft die Schwangerschaft ruhig und problemlos. Christine ist erstaunt darüber, dass sie diese Schwangerschaft so genießen kann, „da ihr niemand dazwischenfunkt".

Der in dieser Woche angesetzte Ultraschall bringt sie jedoch aus der Bahn. Der Arzt ist sich nicht sicher, ob er eine Harnblase gesehen hat und auch am Herzen gibt es Auffälligkeiten. Er bittet das Paar zu einem erneuten Ultraschall in der darauffolgenden Woche.

Das Paar ist verzweifelt und weiß nicht, wie es sechs Tage so aushalten soll. Ein von mir vorgeschlagenes Telefonat mit dem Arzt verläuft ebenfalls unbefriedigend und wir einigen uns darauf, dass Christine als Privatpatientin gleich einen Termin bei einem Ultraschallexperten vereinbart. Sie erhält diesen für den übernächsten Tag. Der Arzt stellt keinerlei Auffälligkeiten fest und das Paar ruft mich noch aus der Praxis überglücklich an.

Hebammenhilfe

Psychosoziale Begleitung.

Am nächsten Tag klagte Christine über einen harten Bauch und starken Druck. Ich lege meine Hände auf den Bauch und nehme Kontakt zum Kind auf. Es zieht sich aufgeregt in eine Ecke des Bauches zurück. Langsam nehme ich meine Hände vom Bauch, doch Christine legt sie mir wieder darauf und bittet mich: „Mach weiter, das tut so gut".

Ich frage sie: „Was tut so gut?" Sie schaut lange zur Decke und weint schließlich: „Dass es nicht so alleine ist". Ich fragte zurück: „Warum ist es denn so alleine?" Christine: „Ich kann nicht für das Baby da sein, weil ich Angst habe, es zu verlieren".

„Wer könnte denn für das Baby da sein?", frage

ich. Sie denkt sehr lange nach und weint schließlich so heftig, dass es sie durch und durch schüttelt. Ich nehme sie in den Arm und wiege sie sanft hin und her. Sie beruhigt sich und sagt: „Ich bin die Mutter, also habe ich auch für das Baby da zu sein". „Fällt es dir schwer für das Baby da zu sein?", will ich wissen.

Abermals schluchzt sie und erzählt, dass sie große Versagensängste habe. „Ich fühle mich nicht als richtige Frau, ich funktioniere nicht wie die Durchschnittsfrau". „Ja, wie denn dann?", will ich wissen. „Ich brauche zu lange, um schwanger zu werden und dann ist mein Kind auch noch gestorben". „Meinst du, dein Kind ist gestorben, weil du nicht die Durchschnittsfrau bist?", will ich wissen. Sie lacht laut auf und schüttelt den Kopf: „Nein, natürlich ist das Blödsinn, aber ich habe es nicht geschafft, ein lebendes Kind auszutragen und war doch kurz davor. Weißt du, es gibt doch den Satz: Kurz davor ist auch daneben. Und genau so fühle ich mich".

Während des Gesprächs habe ich ihre Hände genommen und führe sie zum Kind hin. „Jetzt bist du nicht daneben", sage ich und lächle sie an. „Ganz im Gegenteil, du bist ganz bei deinem Kind". Sie wirkt noch etwas unsicher, doch wird allmählich die deutliche Verbindung zwischen ihr und dem Kind spürbar und sichtbar.

Wir führen noch zahlreiche ähnliche Gespräche während der Schwangerschaft, begleitet von intensiver Kontaktaufnahme mit dem Kind.

Auch ihr Mann ist sehr engagiert und nimmt des öfteren frei, um dabei zu sein. Intensiv spielt er mit dem Kind, nimmt Kontakt auf und die Frau erklärt am Ende der Schwangerschaft: „Mein Mann und das Baby kennen sich inzwischen besser, als ich und das Baby".

Diese Aussage kann ich innerlich nur bestätigen, ich bestärke sie jedoch nicht in diese Richtung. Intuitiv spüre ich, dass nur die Geburt eines lebenden Kindes hier so etwas wie heilend – im Sinne von der Durchschnittsfrau näher gekommen zu sein – sein konnte.

Christine betont im weiteren Verlauf der Schwangerschaft mehrfach, dass es wichtig für sie ist, das Kind bewusst – ohne Betäubung und ohne Operation – zu gebären. „Sonst lasse ich mir ja wieder etwas nehmen und dann auch noch aus eigenem Antrieb. Nein, ich brauche das für mein Frausein. Wenn ich es mir jetzt auch noch herausschneiden lasse, nein! Peter kann mit dem Kind sowieso schon viel besser umgehen als ich".

Den Kontakt zwischen Mutter und Kind empfinde ich dennoch als gut. Der ihres Mannes zum Kind ist einfach exzellent und schwer zu erreichen oder gar zu übertreffen.

Das Paar hat sich schon lange für eine Hausgeburt entschieden und der Mann blickt absolut zuversichtlich dem Ereignis entgegen, während die Frau sich eher zurückhaltend äußert: „Peter hat gesagt, dass alles gut geht und er muss es ja wissen, er hat ja den besseren Kontakt zum Kind". Deutlich ist zu spüren, dass Christine dieses Mal die Verantwortung, ein lebendes Kind zu gebären, auch auf den Mann überträgt.

Weiterer Verlauf

Die Geburt zog sich dann über 12 Stunden mit einigen kleinen Krisen, die erneut Christines Thema „Selbstwertgefühl, verletzte Frau" betrafen, hin. Als das Kind dann in der tiefen Hocke geboren worden war, ließ ich es im kuschelig warmen Zimmer vor ihr liegen und zog mich sofort zurück. So hatte ich es mit Peter besprochen, wenn ich es fachlich verantworten konnte. Christine brauchte mehr als zwei Minuten, um das Kind hochzunehmen, sie konnte es nicht fassen, dass sie es geschafft hatte, ein Kind lebend zu gebären. Danach war das Eis gebrochen. Das Stillen war unproblematisch, wie das gesamte Wochenbett.

Christine und Peter haben inzwischen noch zwei Kinder in kurzen Abständen bekommen. Peter sagte nach dem letzten Geburtstagskaffee lachend zu mir: „Ich bin froh, dass wir so spät das erste Mal ein lebendes Kind bekommen haben, denn sonst wären wir jetzt nicht bei drei, sondern wohl bei 20 Kindern angelangt, so glücklich sind wir als Eltern". Während Christine nachdenklich anfügte: „Ich glaube, dass wir ohne diese ganzen Erschütterungen und Geduldsproben gar keine solchen Eltern geworden wären".

Kommentar

Mit psychosozialer Begleitung lässt sich die Hebammenhilfe in diesem Fall am besten umreißen. Achtung vor der Frau und ihren Wünschen und dem Abkommen von strikten und rigiden Risikokatalogen mit möglichen Interventionen waren weitere Eckpunkte der Betreuung. Für mich war diese Frau **physisch** betrachtet eine **No-risk-Frau**,

psychisch dagegen eine **High-risk-Frau**. Dabei stellt sich natürlich die Frage: Wo wird Letzteres bei der üblichen Begleitung berücksichtigt, deren Gewichtung nach wie vor auf der rein körperlichen Ebene liegt? Wird hier nicht vielmehr eine solche Frau in einen Risikokatalog gepresst, der ihren Umständen gar nicht gerecht wird?

1.5 Adipositas in der Schwangerschaft

Fallbeispiel

Ingrid erwartet ihr erstes Kind und meldet sich in der 5. SSW. Da sie starkes Übergewicht hat und ich frühzeitig über eine Anamnese feststellen möchte, ob ich sie während der Schwangerschaft wegen eventueller chronischer Begleiterkrankungen begleiten kann, treffen wir uns in der Praxis.

Unumwunden spreche ich ihr Gewicht an, das bei einer Größe von 160 cm 91 kg beträgt. „Ich bin keine Gewichtsneurotikerin", erkläre ich, „aber 20 kg Gewichtszunahme in der Schwangerschaft schließen bei deinem Ausgangsgewicht eine Hausgeburt aus. Falls es dir vom Kreislauf nach der Geburt nicht gut gehen sollte, können dich dein Mann und ich nicht mit über 120 kg ins Bett tragen. Irgendwann ist Schluss".

Ingrid versteht dies und zeigt sich einsichtig. „Ich würde ja schon lange gerne abnehmen. Aber jetzt habe ich einen Mann, der mich so liebt, wie ich bin und da habe ich wieder weniger Anreiz, abzunehmen", berichtet sie.

„Dem kann abgeholfen werden, sofern du dies willst", biete ich ihr an. So schnell hätte es nun auch wieder nicht sein müssen, lese ich aus Ingrids Augen, aber sie scheint nicht mehr zurück zu wollen. „Ja, dann sag mir doch bitte mal, auf was ich achten und was ich machen soll", stellt sie die Weichen.

Hebammenhilfe

Bei der Anamnese finden sich keinerlei Auffälligkeiten, so dass Ingrids Adipositas alleiniger Befund bleibt. Ich empfehle ihr, bei ihrem Gynäkologen einen oralen Glukosebelastungstest zu machen. Dann besprechen wir ihre **Ernährungsgewohnheiten**. Sie trinkt ausschließlich Softdrinks, von denen ich ihr dringend abrate, da sie darüber, grob überschlagen, eine Kalorienzahl von alleine über 1000 kcal pro Tag aufnimmt. Ingrid ist erstaunt über die hohe Kalorienzufuhr alleine nur durchs Trinken und will jetzt ausschließlich mit Wasser den Durst stillen.

Ihr Blutdruck ist normoton. Ich bitte sie, nach Geschmack zu salzen: „Das kann ruhig etwas kräftiger sein, wenn dir das schmeckt".

Da ihre Vorliebe für Gemüse gegen Null geht, empfehle ich ihr ein Multivitamin- und Mineralstoffpräparat zusätzlich zum Salz zur Gestoseprävention, sowie mindestens drei Liter Wasser oder Mineralwasser als Getränk. Das Wort Gestose verwende ich dabei nicht, sondern spreche von einem allgemeinen Wohlbefinden, wenn die Nährstofflage im Körper ausgeglichen ist.

Dann frage ich Ingrid, wie ihr **Bewegungsprofil** aussieht: Immerhin ein einstündiger Spaziergang pro Woche und etwa jeden Tag eine Viertelstunde abends mit ihrem Mann zusammen eine Runde vor dem Schlafengehen. „Kannst du dir einen Hund besorgen, den du sittest?", will ich wissen. Ingrid nennt den Hund ihrer Vermieter. „Wenn deine Kondition bald aufgebaut ist, reichen dir die kleinen Ründchen nicht mehr", prophezeie ich ihr.

Zusätzlich geht Ingrid von nun an zweimal die Woche mit ihrem Mann zusammen schwimmen. „Es ist nachgewiesen, dass Frauen, die in der Schwangerschaft regelmäßig Sport treiben, weniger an Gewicht zunehmen, selten schwangerschaftsbedingte Erkrankungen entwickeln und auch mit dem Wehenschmerz viel besser klarkommen.

Hebammenhilfe

WHU
W = Wasser statt süße Getränke
H = Hundesitting
U = Unangenehmes aussprechen

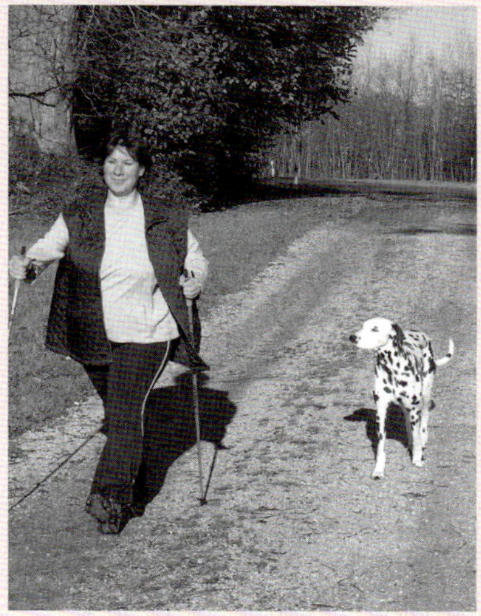

Abb. 1.4 Hundesitting (Foto nachgestellt)

Währenddessen hat eine inaktive Frau mit einer höheren Wahrscheinlichkeit eine solche Erkrankung und benötigt auch häufiger Schmerzmittel oder gar einen Kaiserschnitt, weil ihr Körpergefühl durch die mangelnde Bewegung nicht gefördert wird", informiere ich.

Ingrid leuchtet dies ein. „Mit wie viel soll ich dann am Anfang anfangen zu laufen?", möchte sie wissen. „Das mach mal nach deinem Gefühl. Laufe so schnell, dass du noch eine Unterhaltung führen könntest. Wenn du nur mit Hund unterwegs bist, unterhalte dich einfach kurz mit ihm, wenn du dir unsicher bist", antworte ich. Ingrid lacht: „Ach, deshalb brauche ich den Hund!"

Weiterer Verlauf

Ingrid hat ihr Fitnessprogramm kontinuierlich ausgebaut. Sie nahm etwa fünf Kilogramm in der Schwangerschaft zu. Ihr oGTT war im Normbereich, wie alle Parameter der Mutterschaftsrichtlinien auch. Ingrid wurde nach einer 9-stündigen Geburt Mutter eines 4 kg schweren Sohnes. Sie wog zwei Wochen nach der Geburt 5 kg weniger als zu Beginn der Schwangerschaft und hat das große Bestreben, mindestens 20 kg nach der Stillzeit abzunehmen.

Zusätzlich dazu motivierte sie ihr Mann, der in ein Gespräch einfließen ließ, dass ihm seine Frau schlanker schon gefallen würde, er sie aber nicht unter Druck setzen wollte.

Kommentar

Ingrid gab im Abschlussgespräch an, dass die **kontinuierliche Motivation „aus einer Hand"** beträchtlich zu diesem Erfolg beigetragen habe und sie aufgrund eines Erlebnisses darauf geachtet habe, dass sie sich an einer Linie orientiert: „Als ich wegen dem Zuckertest beim Arzt war, meldete er Bedenken an, wenn ich bei meinem Übergewicht so alleine, ohne ärztliche Begleitung, mein Fitnessprogramm durchziehe, da dies zu Herztonabfällen beim Kind führen könne und ich deshalb immer auf die optimale Pulsfrequenz bei mir achten müsse. Ich war total schockiert und dachte, ich kann mein Kind mit Sport umbringen und wenn das so kompliziert mit dem Puls ist, dann lasse ich es lieber. Aber ein Telefonat mit dir hat mich dann beruhigt, weil du mir sagtest, dass es Berichte über vorübergehende Herztonabfälle während starker körperlicher Belastung gibt, diese sich jedoch rasch und von alleine wieder regulieren. Ich solle eben nur darauf achten, dass ich während des Sports noch eine Unterhaltung führen könne. Das war für mich ein einfacher, nachvollziehbarer Tipp und nicht so was Kompliziertes. Das hat mir dann wirklich Spaß gemacht und mir auch an Tagen, an denen ich keine Lust darauf hatte, Kraft gegeben, mein Fitnessprogramm durchzuziehen, weil ich nicht noch an tausend andere Dinge denken musste".

Sie gab mir auch die Rückmeldung, dass ihr die **Einstellung ihrer Hebamme** wichtig war: „Wenn ich das Gefühl gehabt hätte, du hast selbst ein Gewichtsproblem, dann hätte ich deine Ratschläge wahrscheinlich nicht angenommen. So aber wusste ich, du magst durchaus auch mollige Frauen, aber es gibt für dich eine Grenze, ab der das Gewicht Probleme machen kann und das sprichst du deutlich aus. Das hat mich auch motiviert. du hast nicht mich als Ganzes kritisiert, nein, da habe ich mich sehr angenommen gefühlt, sondern eben nur meine Speckschicht".

Unbequemes aussprechen! Niemandem ist geholfen, wenn einer adipösen Schwangeren die negativen Folgen ihres Übergewichts vorenthalten werden.

Adipöse Frauen sind nicht das „übliche" Klientel einer Hausgeburtshebamme, deshalb kann ich bislang nur auf die Begleitung von fünf stark adipösen Frauen verweisen. Interessant war, dass alle diese Frauen entweder keine oder nur kaputte Waagen zu Hause hatten. Stets war es „ein Problem", an ihr Gewicht heranzukommen. Ich habe dies so gelöst, dass Frauen, die ein Problem mit ihrem Gewicht haben, ihren Mutterpass dahingehend selbst verwalten und **ihr Gewicht selbst vor- oder nachtragen**. Ich übertrage es dann wiederum in meine Karteikarte. Dabei habe ich bemerkt, dass dies für die Frauen stressfreier ist und ich nur noch bei großen Sprüngen das Gewicht anspreche, zumal das Gewicht als solitärer Parameter zunächst ja überhaupt nichts aussagt, sondern immer noch nach anderen Dingen, wie Proteinurie und Hypertonus geschaut werden muss.

Keine dieser Frauen hat schwangerschaftsbedingte Krankheiten entwickelt. Alle haben zu Hause geboren und alle hatten einige Zeit nach der Geburt ein geringeres Gewicht als zu Beginn ihrer Schwangerschaft, da die Frauen die Ernährungsgewohnheiten umgestellt haben und sich nun als walkende Mutter mit Kinderwagen weitaus mehr bewegen.

1.6 Rauchen in der Schwangerschaft

Fallbeispiel

Auch Jenny, die ihr zweites Kind erwartet, stelle ich die Frage, ob sie raucht, während der Anamnese in der 8. SSW. Sie verneint.

Bei meinem nächsten Besuch räumt sie schnell eine Zigarettenschachtel weg, und auf meine Frage hin gibt sie zu, dass sie vier bis fünf Zigaretten pro Tag raucht. Sie fügt aber gleich – wohl aufgrund ihres schlechten Gewissens – etwas giftig an, dass die Hebamme, die sie in der ersten Schwangerschaft betreut habe, selbst Raucherin war und diese habe ihr erzählt, dass sie selbst in ihren Schwangerschaften vier bis fünf Zigaretten pro Tag geraucht habe. Dies sei eine zu niedrige Dosis, um Schäden beim Kind zu provozieren, habe sie ihr mitgeteilt.

„Diese Zahl vier bis fünf habe ich natürlich strikt eingehalten. Gleich nach der Geburt war ich aber wieder auf meiner alten Dosis von etwa 15 Zigaretten pro Tag", berichtet sie.

„Und nun muss ich mich wohl auf die supermoralische Standpauke meiner nicht rauchenden Hebamme einrichten, mit welchen Giftstoffen ich mein Kind belästige und was ihm deshalb alles blühen kann", fragt sie genervt. „Aber", sie hält mir fuchtelnd ihren Mutterpass mit dem Gewichtseintrag ihres ersten Kindes unter die Nase „es ist nichts eingetroffen, weder ein Leichtgewicht, noch ein Herzfehler, noch ein tagelang schreiendes Kind, weil es angeblich einen Entzug durchmacht. Und das, obwohl mir das zwei Ärzte prophezeit haben. Also kriege ich jetzt von dir eine Standpauke oder nicht?"

Hebammenhilfe

Hebammenhilfe

Auch Unangenehmes aussprechen und Vertrauen in die eigene Stärke aufbauen.

„Nein", entgegne ich gelassen, „du scheinst doch schon die ganzen Punkte, die gegen das Rauchen in der Schwangerschaft sprechen, zu kennen, die wiederhole ich nicht, dafür ist mir die Zeit zu schade". Das entspannt sie. „Dann kann ich also vier bis fünf auch bei dir rauchen?", fragt sie hoffnungsvoll.

„Nein", entgegne ich, „wenn du eine Hausgeburt mit meiner Begleitung wünschst, dann wünsche ich mir von dir, dass du keine Zigaretten mehr rauchst". „Phh, wie willst du denn das feststellen?", höhnt sie, „ich kann dir doch alles erzählen".

„Da gäbe es schon Möglichkeiten", erkläre ich ihr, „beispielsweise über einen Urinstix. Dort kann man versteckte Raucherinnen anhand des Cotiningehaltes entlarven". Jenny reißt erstaunt die Augen auf.

„Aber weißt du", fahre ich fort, „ich arbeite nicht fürs Bundeskriminalamt, sondern bin Hebamme. Und genauso, wie die Frauen mir Vertrauen entgegen bringen, bringe ich ihnen Vertrauen entgegen. Und ich vertraue dir, dass du keine Zigaretten mehr rauchst, wenn du das so zu mir sagst".

Jenny ist baff. Sie lehnt sich auf dem Sofa zurück und blickt eine ganze Zeit aus dem Fenster. Schließlich fasst sie sich und fragt nachdenklich: „Aber wie soll ich das schaffen? Schließlich bin ich ein Suchti, sonst würde ich doch nicht vier bis fünf Zigaretten pro Tag in der Schwangerschaft brauchen, sondern hätte einfach aufgehört". „du bist doch kein Suchti", nehme ich ihren Jargon auf, „sonst hättest du weiterhin 15 Zigaretten wie außerhalb deiner Schwangerschaften rauchen müssen und von keiner einzigen lassen können".

Jenny zeigt mit ihrer Körperhaltung, dass sie allem immer weniger entgegenzusetzen weiß. „Du kannst also getrost deine Zigaretten wegwerfen oder verschenken, denn du bist, das hast du mit deinem Verhalten eindrücklich gezeigt, definitiv kein Suchti", fahre ich fort, „deine frühere Hebamme hat bei dir lediglich mit diesen vier bis fünf Zigaretten eine Art posthypnotische Suggestion gesetzt, was bedeutet, dass du artig das machst, was darin als Auftrag gesagt wird, nämlich vier bis fünf Zigaretten pro Tag zu rauchen. Was hättest du denn gemacht, wenn sie gesagt hätte, dass die neuesten Forschungsergebnisse gezeigt hätten, dass nur bis zweidreiviertel Zigaretten keinerlei Abweichungen bei Raucherinnen im Vergleich zu Nichtraucherinnen auftraten?"

Jenny grinst und nickt zustimmend. „Ja, okay, ich verstehe. Natürlich hätte ich dann nur zweidreiviertel Zigaretten geraucht", antwortet sie. „Hättest du auch weniger geraucht?", interessiert mich. „Nein, natürlich nicht, schließlich will ich ja das meiste zum geringsten Schaden".

„Dann heißt ab jetzt die Devise null Zigaretten", entgegne ich, „denn niemand kann sagen, was der ganze Cocktail, den dein Kind da abkriegt, egal ob mit einer oder 15 Zigaretten, für sein weiteres Leben bedeutet. Selbst wenn es normalgewichtig ist, gibt es noch zigtausend Dinge, die wir noch gar nicht absehen können und die sich bei jedem ungeborenen Kind ganz individuell und meist verborgen abspielen".

Jenny nickt lange. Dann steht sie auf, wirft ihre Zigaretten in den Schwedenofen und zündet sie an. „Verschenken mag ich die jetzt auch nicht mehr", erklärt sie.

Bei der nächsten Vorsorge frage ich ganz beiläufig „und der Zigarettenkonsum ...?". „Ich bin Nichtraucherin seit der letzten Vorsorge", antwortet sie mit einem Quäntchen Triumph in ihrer Stimme.

Kommentar

Rauchende Schwangere waren für mich lange Zeit ein ziemlich heißes Eisen. Ich habe mich selbst oft im Widerstreit gefunden. Auf der einen Seite grauste es mir vor dem Sammelsurium, das das Kind mit jeder Zigarette abbekam, und ich dachte oft genug: Und wer schützt das Kind davor? Wenn es schon nicht die Mutter tut, dann musst du als Hebamme für das Kind sprechen! Auf der anderen Seite hatte ich kein gutes Gefühl, eine Frau zu bevormunden und ihr Dinge zu verbieten.

> **!** Der goldene Mittelweg lautet deshalb für mich: Überzeugen. Das bedeutet nicht Überreden.

So gut wie jede Frau sagt bei einem ausführlichen Gespräch, warum sie raucht. Darauf gilt es die weitere Kommunikation aufzubauen.

Da die Zigaretten und das Rauchen an sich lediglich **Ausdruck eines Problems**, aber nicht das Problem selbst sind, muss ich mich gemeinsam mit der Frau nur auf die Suche nach diesem machen.

Bei Jenny war mir klar, das ist Gewohnheit, das ist ein Ritual, denn sie konnte ohne Weiteres von heute auf morgen ihre Dosis von 15 Zigaretten auf 4–5 reduzieren – ohne irgendwelche Hilfe dafür in Anspruch zu nehmen und ohne darunter zu leiden. Jenny zähle ich zu den typischen **Cliquenraucherinnen**, die als Jugendliche anfangen, weil es alle machen und diese Gewohnheit als Erwachsene beibehalten, das Rauchen aber nicht unbedingt brauchen. Interessant fand ich auch, dass Jenny nicht vier oder fünf, sondern eben – wie es die Hebamme suggeriert hatte – vier bis fünf Zigaretten rauchte. Sie erfüllte den Auftrag korrekt. Deshalb konnte ich davon ausgehen, dass sie, wenn ich sie mit meinen Argumenten überzeuge, schnell und problemlos Nichtraucherin würde. Ich hätte allerdings nicht gedacht, dass sie so schnell einlenkt.

> **!** In der Regel benötigen Raucherinnen den Hinweis, dass durch das Rauchen Dopamin ausgeschüttet wird, das direkt auf das Lustzentrum im Gehirn einwirkt. Durch die ständige Nikotinzufuhr wird es bald nur noch ausgeschüttet, wenn ein Nikotinreiz erfolgt.

Die Frauen nehmen diese vereinfachte, unkomplizierte Erklärung gerne auf und verstehen damit endlich den Zusammenhang. Oft kommen sie selbst darauf, dass sie nun **Mechanismen** finden müssen, **um ihr Lustzentrum anders zu aktivieren** – heiße Schokolade, eine Süßigkeit, Kaugummi kauen, eine Streicheleinheit. Die ersten Tage Rauchverzicht werden von den echten Raucherinnen immer als sehr schwer bezeichnet. Manche lenken sich mit ausgiebigen Einkaufstouren oder mit körperlicher Aktivität ab oder führen lange Telefonate.

Insgesamt kann ich sagen, dass ich die Begleitung von Raucherinnen heute als sehr befruchtend empfinde. Ich achte darauf, keinerlei Druck auf die Frauen auszuüben und dabei dennoch klar zu bleiben: „Wenn du eine Hausgeburt wünschst, wünsche ich mir von dir, dass du mit dem Rauchen aufhörst". **Es ist ein Wunsch, aber kein Muss.** Deshalb ist es für mich kein Weltuntergang, wenn es die Frau nicht schafft, mit dem Rauchen aufzuhören. Die meisten der von mir begleiteten Frauen schafften jedoch den Absprung weitestgehend.

Recht hartgesottenen Raucherinnen und solchen, die immer wieder zwischen rauchfreien und Exzessphasen hin und her schwanken, empfehle ich, ständig ans Rauchen zu denken und ihre Zigaretten stets bei sich zu tragen. Alles, was nach Belehrung und Verbot aussieht, verstärkt bei diesen Frauen gerne das Verlangen, während die empfohlene Paradoxie, jederzeit ans Rauchen zu denken, eine Mischung aus Schmunzeln, Befremden und Verwirrung hervorruft. Eine Frau teilte mir kurz vor der Geburt mit, dass sie es nach rauchfreien Phasen nun endlich geschafft habe, seit fast vier Wochen nicht mehr zu rauchen: „Es hat an einem Tag einfach klick gemacht und ich habe gemerkt, dass mir keiner das Rauchen verbietet, ich mir und dem Kind damit schade und deshalb selbst entscheide, was mir lieber ist. Und das war das Rauchen sofort zu stecken. Ich habe aber diese ständigen Impulse die ganze Schwangerschaft über von dir als Hebamme gebraucht".

Ich selbst achte von meiner Haltung her auf eine Mischung aus zugewandtem Engagement, genauem Hinhören, was mir die Frau erzählt, und dem Herausarbeiten, weshalb sie raucht und wie ihre Lösungsstrategie, damit aufzuhören, lautet. Sorgsam beobachte und hinterfrage ich mich dabei, um der Frau nicht meine Vorstellungen heranzutragen und damit ihren Lösungsansatz zu konterkarieren und zunichte zu machen.

Und noch etwas: Auch wenn sich nicht jede Frau überzeugen lassen mag, sind wir Hebammen das beste Vorbild: Indem zumindest wir nicht rauchen.

1.7 Schwangerschaftserbrechen

Fallbeispiel

Birgit ist am Rande der Verzweiflung. Sie ist zum zweiten Mal schwanger und „erbricht sich die Seele aus dem Leib", obwohl sie erst in der 5. SSW ist. Während ihrer ersten Schwangerschaft lag sie mehr als vier Wochen deshalb in der Klinik, obwohl sie von Akupunktur über Reiki und Kinesiologie bis zur Homöopathie alles ausprobiert hatte.

„Schwanger geworden bin ich hauptsächlich, weil mein Sohn ständig von einem Geschwisterchen spricht, das er sich wünscht. Ich bin aber schon mit dieser Hintertür in die Schwangerschaft gegangen, dass ich abtreiben lasse, wenn es wieder so schlimm wird. Schließlich war mir die ganze Schwangerschaft über total schlecht. Das ist doch kein Leben", sagt sie unumwunden.

Ich bitte sie, es zunächst einmal mit häufigen kleinen Mahlzeiten zu probieren, um den Blutzuckerspiegel möglichst konstant zu halten. Ein zu niedriger Blutzuckerspiegel könne die Übelkeit zusätzlich verstärken.

In der 7. SSW meldet sie sich, die Übelkeit sei etwas besser als in der ersten Schwangerschaft, sie wolle es jetzt aber einmal mit Fußreflexzonentherapie probieren.

Hebammenhilfe

Bei der Behandlung finde ich kaum auffällige Zonen an ihren Füßen und schließe gleich noch eine Anamnese an. Besonderes Augenmerk lege ich dabei auf ihre Psyche und frage beiläufig nach ihrer Partnerschaft, ihrem Freundes- und Bekanntenkreis, dem Arbeitsumfeld und ihrer Beziehung zu ihrem dreijährigen Kind. Alles scheint im Großen und Ganzen im Lot zu sein.

Probleme macht ihr nur ihr Gewicht. Sie wäre gerne 10 bis 20 kg leichter. „Wie schaffen es manche Frauen mit mehreren Kindern eine schlanke Figur zu halten?", will sie wissen.

Im Hinblick auf ihre sehr geringe Trinkmenge (Birgit: „Ich habe praktisch nie Durst") frage ich sie, ob es sein könne, dass sie manchmal Hunger mit Durst verwechsle. „Es könnte durchaus machbar sein, dass ich zwar öfter und dabei weniger esse, aber dafür mehr trinke". Ich bitte sie, zusätzlich Salz zu sich zu nehmen, da der Körper durch die vermehrte Flüssigkeitszufuhr auch mehr ausschwemme.

Hebammenhilfe

Pro Tag 3 – 4 l Wasser
mit insgesamt 1 ½ Teelöffeln Salz trinken.

Etwa drei Wochen später, in der 10. SSW, meldet sich Birgit erst wieder bei mir, um mir mitzuteilen, dass ihre Übelkeit wesentlich geringer geworden sei: „Mit dreimal Spucken pro Tag kann ich umgehen und einer permanent leichten Übelkeit. In der letzten Schwangerschaft lag ich während dieser Zeit in der Klinik am Tropf. Ich hätte wahrscheinlich nur viel mehr trinken müssen".

Ihre Trinkmenge gab sie mit drei bis vier Litern Leitungswasser an – Birgit: „Wer kann denn schon diese Mengen an Wasser einkaufen, außerdem haben wir keine Bleirohre im Haus. Auf üblen Magen ist das schon eine Zumutung, aber es hilft mir". Zusätzlich löst sie pro Tag insgesamt etwa eineinhalb Teelöffel Salz in ihrem Wasser auf und trinkt es mit.

Kommentar

Der iranische Arzt Dr. Fereydoon Batmanghelidj schreibt in seinem Buch „Sie sind nicht krank, Sie sind durstig!": „Die morgendliche Übelkeit einer schwangeren Frau ist ein höchst bedeutsames Durstsignal. Es ist ...das allererste Signal eines Wassermangels, sowohl bei der Mutter als auch beim Fetus und es entsteht durch die Wasser regulierende Funktion des Histamins".

Bislang haben alle von mir begleiteten Frauen mit Schwangerschaftsübelkeit berichtet, dass das Trinken von Wasser mit einer Prise Salz ihnen zumindest etwas Besserung verschafft hat. Die meisten sprachen sogar von einer deutlichen Besserung. Manche Frauen trinken viele Liter Wasser mit Salz (eine davon 6 Liter) über mehrere Tage, bis sie das Gefühl haben, dass es hilft. Eine Frau sagte: „Erst dachte ich, das hilft nicht, und es ist schon eine Qual auf die Übelkeit auch noch Wasser zu trinken, aber dann spürte ich doch, dass es was bringt, so als ob mein Körper total ausgetrocknet gewesen ist und jetzt erst wieder aufgefüllt werden muss. Als ich die Trinkmenge dann weiter steigerte, merkte ich, dass ich zuvor einfach noch zu wenig getrunken hatte ".

! Früher Nährstoffmangel bei Hyperemesis gravidarum – Cave: Plazentainsuffizienz.

Gerade in der Frühschwangerschaft ist es wichtig, einem Nährstoffmangel adäquat zu begegnen. Außer bei Hyperemesis kann er auch bei Schwangeren mit Bulimie, Anorexie und generell bei Frauen auftreten, die trotz Schwangerschaft bzw. in den Monaten zuvor Diät eingehalten haben.

Physiologisch betrachtet kommt es durch den Nährstoffmangel zu einer „Verhaltensänderung“ von **Prostaglandin**, das für die Ausbildung der Spiralarterien verantwortlich ist. Es wird mehr Thromboxan A2, das für die Verengung der Gefäße zuständig ist, ausgeschüttet, als Prostazyklin, das sich wiederum für eine Erweiterung der Gefäße verantwortlich zeichnet.

Zwar hilft laut AG Gestosefrauen e. V. bei beginnenden Symptomen, wie kompensatorischer Hypertonie, eine bessere Ernährung nur ausgesprochen begrenzt, da das Gefäßsystem bereits gestört ist, doch zeigen Erfahrungsberichte, dass durch eine verstärkte Eiweiß- und Flüssigkeitsaufnahme das Gefäßsystem unterstützt werden kann.

Gute Erfahrungen beim **Zustand nach Plazentainsuffizienz** wurden in der Schwangerschaft mit der Gabe von **Lachsölkapseln** gemacht.

Mehr Informationen zum Thema: www.gestose-frauen.de.

Quelle

F. Batmanghelidj: Sie sind nicht krank, sie sind durstig. VAK VerlagsGmbH, 2003

1.8 Schwangerschaftserbrechen und vermehrter Speichelfluss

Fallbeispiel

Bea lerne ich in ihrer dritten Schwangerschaft kennen. Sie ist gerade umgezogen, ist stets gleich nach dem Abstillen wieder schwanger geworden und vereinbart einen Vorsorgetermin und ein Vorgespräch zur Hausgeburt in der 16. SSW. Sie berichtet über ihr – in jeder Schwangerschaft – sehr ausgeprägtes Schwangerschaftserbrechen, das die ganze Schwangerschaft angehalten hätte, mit wenigen ruhigen Tagen dazwischen und mehreren Klinikaufenthalten – davon eine Woche in dieser Schwangerschaft. Zu schaffen mache ihr seit etwa zwei Wochen noch ein vermehrter Speichelfluss.

Auffällig ist auch ihr Jodkonsum. Von ihrem Frauenarzt, der Nahrungsergänzungsmittel als IGeL vertreibt, bekam sie ein Folsäurepräparat, in dem auch 200 µg Jodid enthalten sind. Zusätzlich nahm sie, ebenfalls von ihm empfohlen, noch ein reines Jodpräparat ein, das ebenfalls die in der Schwangerschaft empfohlene Dosis von 200 µg Jod enthält (inzwischen wurde die Empfehlung aufgrund der verbesserten Jodzufuhr durch Anreicherung des Nutztierfutters mit Jodsalz [Eier, Milch] auf 150 µg Jodid herabgesetzt). Auf ihr Lieblingsessen angesprochen erzählt sie dann noch: „Auch Fisch esse ich ziemlich oft“.

Bea wirkt aufgekratzt und fahrig. Ihr Puls beträgt 96 Schläge pro Minute, der ihres Kindes zwischen 168 und 176 Schlägen pro Minute. Im Mutterpass ist keine Herzfrequenz notiert, so dass der bisherige Verlauf nicht ersichtlich ist. Ihr Gynäkologe ist gerade im Urlaub. An einer Hyperthyreose hat Bea nach eigenen Aussagen noch nie gelitten.

Hebammenhilfe

Hebammenhilfe

Jodzufuhr berechnen und Schilddrüsenwerte kontrollieren lassen.

Zunächst rechne ich ihr die **Dosis an Jod** vor, die sie täglich nur über ihre Präparate einnimmt und die mit 400 µg beim gut Doppelten der empfohlenen Dosis in der Schwangerschaft – ohne die durch Nahrungsmittel zugeführte Menge – liegt. Ich bitte sie zum Gynäkologen zu gehen und sich umgehend die Schilddrüsenwerte bestimmen zu lassen. „Vielleicht geben die ja schon ein Indiz für die hohe Herzfrequenz auf beiden Seiten“, erkläre ich.

Am nächsten Tag ruft mich Bea aufgelöst an, da ihr der Gynäkologe weder Blut abgenommen, noch die Frequenz des Kindes zu hoch fand, „da die Kinder in der Frühschwangerschaft gerne einen hohen Puls hätten“.

Ich schicke sie zu ihrem Hausarzt, der fT3, fT4 bestimmen und Beas Blut zusätzlich auf Schilddrüsenantikörper untersuchen lässt. Während bei Bea das freie T3 und das freie T4 im Normbereich liegen, liegt der TSH-Wert unter 0,01 µU/ml.

Es haben sich keine Antikörper gefunden. Der Hausarzt nimmt Kontakt zu einem Nuklearmediziner auf, da er aufgrund der Werte eine schwangerschaftsinduzierte Hyperthyreose vermutet, die nicht behandlungsbedürftig ist. Der Nuklearmediziner bestätigt die Diagnose des Hausarztes.

Da jedoch keiner der Ärzte die über drei Monate bestehende Überdosierung mit Jod anspricht, halte ich noch einmal Rücksprache mit einer Nuklearmedizinerin, die meine Vermutung teilt, dass es sich nicht unbedingt um eine schwangerschaftsinduzierte Hyperthyreose, sondern durchaus um eine iatrogene Hyperthyreose durch Jodabusus handeln kann. Sie beruhigt dahingehend, dass zu viel zugefügtes Jod über den Urin wieder ausgeschieden werden kann und auch das Kind nur so viel Jod in seiner Schilddrüse einlagert, wie es braucht und den Rest ebenfalls wieder ausscheidet, um es über das Fruchtwasser wieder zu trinken, zusätzlich zu dem durch die Mutter übers Blut zugeführte Jod.

Bea verärgert die ganze Sache und sie beschließt kein Jod mehr einzunehmen. Eine alte, erfahrene Ärztin verrät ihr später noch: „Wissen Sie, eine leichte Struma gehörte früher zur Schwangerschaft dazu und ist mir öfter bei den Frauen aufgefallen. Ich sagte aber zu ihnen, solange sie keine Schluckbeschwerden haben, lassen wir das mal, beobachten es gut und wenn die vergrößerte Schilddrüse nach der Schwangerschaft und Stillzeit nicht kleiner geworden oder verschwunden ist, können wir immer noch behandeln “.

Zwei Wochen später ist Beas Puls, wie auch der ihres Kindes wieder im Normbereich. Sie fühlt sich ausgeglichener und auch ihr heftiges Schwangerschaftserbrechen ist verschwunden, an dem sie in ihren ersten beiden Schwangerschaften durchgängig litt und mehrere Wochen im Krankenhaus mit Infusionstherapie zubrachte. Da hatte sie ebenfalls Jod während der gesamten Schwangerschaft eingenommen – und ebenfalls die doppelte Dosis.

Kommentar

Unabhängig von dieser – wahrscheinlich – induzierten Hyperthyreose, tritt in etwa 8% aller Schwangerschaften – und hier vor allem im ersten und zweiten Trimenon – eine **schwangerschaftsinduzierte Hyperthyreose** auf. Sie verliert sich danach meist wieder. Ursache ist der Anstieg des Beta-hCG-Spiegels (human chorionic gonadotropin). Dieses enthält Unterformen des TSH, was zur Stimulation der Schilddrüse führen kann. Bei dieser Form der Hyperthyreose sind keine Antikörper im Blut und beim Ultraschall keine Knoten in der Schilddrüse nachweisbar. Die schwangerschaftsinduzierte Hyperthyreose kann Erbrechen nach sich ziehen.

Offen bleibt, wo die Henne und wo das Ei war. Vieles spricht für einen Jodabusus. Beas Herzfrequenz (und die des Kindes) blieben in der Schwangerschaft und während der Geburt im Normbereich und sie freut sich noch heute über ihre zügige, dritte Geburt. Seitdem gehe ich bei jeder Anamnese die Dosierung der von der Frau eingenommenen Präparate noch sorgfältiger durch als zuvor.

Zeichen einer möglichen Überdosierung mit Jod können ein vermehrter Speichelfluss (hatte Bea) sowie ein Brennen im Mund sein. Wissenschaftler der Europäischen Union haben kürzlich erstmals definiert, wie viel wir an Vitaminen und Mineralstoffen maximal pro Tag ohne Gefahr zuführen können. Wer aber laufend deutlich mehr zu sich nehme, gehe gesundheitliche Risiken ein: Für Jod gilt eine Tagesdosis von 600 μg als unbedenklich. Es ist aber nicht auszuschließen, dass jeder Mensch auch da ein wenig anders ist. Vielleicht waren für Bea schon 400 μg zu viel?

1.9 Sodbrennen

Fallbeispiel

Dagmar meldet sich in der 17. SSW. Ihre Übelkeit lasse nicht nach und erst recht nicht das Sodbrennen! Sie könne abends kaum einschlafen, dabei sitze sie schon im Bett. Tagsüber sei sie wie gerädert. Die von mehreren Seiten gegebenen Tipps zeigten keine Wirkung. Sie habe trockene Haferflocken, Mandeln und Haselnüsse gekaut, läge nie flach, würde zahlreiche kleine Mahlzeiten einnehmen und nur Leichtes, keinesfalls schwer Verdauliches essen, nichts helfe ihr.

Der Gynäkologe habe sich schon gewundert, dass sie so früh so heftig Sodbrennen habe und wie das dann wohl erst in der zweiten Schwangerschaftshälfte werden soll, „wenn die große Gebärmutter auf den Magen drückt". Dagmar steht die Angst in den Augen: „Hast du vielleicht noch ein Hausmittelchen?", fragt sie mich.

Hebammenhilfe

Die Anamnese ergibt wenig Auffälliges. Bei den **Ernährungsgewohnheiten** fällt ein größerer Konsum von Süßigkeiten auf und Dagmar verspricht, diesen auch einzudämmen, da ihr nicht bekannt war, dass Süßigkeiten auch zu Sodbrennen führen können. Ebenso will sie den Verzehr von Tomaten, die sehr säurereich sind, einschränken.

Von zwei verschiedenen Gynäkologen hat sie Antazida verschrieben bekommen, die jedoch nur ganz kurz halfen und schließlich von ihrem Hausarzt den Protonenpumpenhemmer Omeprazol. Damit sei es nun etwas besser.

Dagmar trinkt zwei Tassen Kaffee morgens und möchte nicht darauf verzichten. Nach dem Kaffeegenuss sei das Sodbrennen aber kaum schlimmer als vorher. Sonst trinke sie sehr wenig. „Vielleicht ein Glas Mineralwasser und ein Glas Saftschorle pro Tag", fasst Dagmar zusammen.

Hebammenhilfe

Viel Mineralwasser mit einem hohen Hydrogencarbonatgehalt plus Kartoffeln (gekocht oder als Kartoffelsaft).

Ich rate ihr zu einem stillen Mineralwasser mit einem sehr hohen Gehalt an Hydrogencarbonat, das ihre überschüssige Säure im Magen neutralisiert. „Trinke bitte regelmäßig und mehr als zwei Gläser", rate ich ihr, „und dann sind Kartoffeln sehr empfehlenswert. Manche Frauen trinken Kartoffelsaft, entweder mehrfach täglich zu festen Zeiten oder nach Bedarf immer mal wieder einen Schluck. Andere Frauen haben immer Pellkartoffeln bei sich, wenn sie unterwegs sind".

Nach drei Tagen ruft sie mich an und berichtet, dass das Wasser und die Kartoffeln ihre Wirkung tun: „Ich trinke zweieinhalb bis drei Flaschen täglich und könnte mich in das Wasser hinein setzen. Den Kartoffelsaft mag ich nicht, aber die Pellkartoffeln sind o.k., von denen esse ich vielleicht fünf am Tag.

Nach Rücksprache mit dem Hausarzt setzt sie das Magenmedikament ab. Eine Woche später berichtet sie, dass sie kaum noch Sodbrennen habe, keine Kartoffeln mehr esse, täglich drei Flaschen des Mineralwassers trinke, und zusätzlich noch einige Gläser Leitungswasser, „weil mir das sonst zu teuer wird". Ihre Übelkeit sei in der vergangenen Woche rapide besser geworden und das Sodbrennen im Grunde verschwunden. „Ich muss schon sündigen, um wieder dieses Brennen in der Speiseröhre zu spüren", berichtet sie.

Weiterer Verlauf

Da Dagmar und ihr Mann in einer anderen Stadt wohnen und sie dort das Kind bekommt, erhalte ich erst Monate später die nächste Nachricht: „Unser Sohn ist da und das Sodbrennen ist – wider aller Prognosen – auch in den letzten Wochen der Schwangerschaft nur ganz selten aufgetreten. Ich habe weiterhin drei Flaschen des basischen Wassers getrunken und noch etwa 3 Liter Leitungswasser. Ich kenne nun Durst und trage ständig Wasser mit mir herum. Danke für den guten, einfachen Tipp, der nicht zu Nebenwirkungen, sondern nur öfter zur Toilette führt!"

Kommentar

Ebenso wie gegen Schwangerschaftsübelkeit (s. S. 19) beugt ein **Mineralwasser mit einem hohen Anteil an Hydrogencarbonat** Sodbrennen vor oder verbessert es zumindest sehr.

Manche Frauen trinken nur wenig von diesem Wasser und berichten dann, dass es nicht hilft. Dann scheinen sie derart viel Säure zu produzieren, dass sie auch viel mehr basisches Wasser trinken müssten. Erhöhen sie dessen Trinkmenge, bessert sich erfahrungsgemäß auch das Sodbrennen oder es verschwindet.

Diese Methode ist nur für Frauen, die normalerweise wenig trinken, äußerst gewöhnungsbedürftig und bedarf dann der besonderen Unterstützung in Form von Zusprache. Nach einer gewissen Zeit trainieren sich die Frauen dann ein natürliches Durstgefühl an, wie es auch Dagmar berichtet, und „tragen ständig Wasser mit sich herum".

Auch **Kartoffeln** als äußerst basisches Nahrungsmittel binden überschüssige Säuren. Es ist dem Geschmack der Frauen überlassen, ob sie nach Bedarf Kartoffelsaft trinken oder Pellkartoffeln essen.

Kartoffelsaft ist der Presssaft frischer Kartoffeln und als Fertigsaft in jedem Reformhaus und den meisten Apotheken erhältlich. Er kann selbstverständlich auch übers Internet bezogen werden.

In der Literatur lehnen manche Autoren die Gabe an Schwangere und Stillende aufgrund des Inhaltsstoffs Solanin, einem toxischen Pflanzenstoff, ab. Dieses Glykoalkaloid kommt vor allem in den Keimen, an den grünen Stellen und an beschädigten Kartoffeln vor. Noch vor 60 Jahren war der Toxingehalt der Kartoffeln wesentlich höher als heute, da die heutigen Züchtungen einen wesentlich geringeren Alkaloidgehalt als ihre Vorgänger haben. Wer als Schwangere auf Nummer sicher gehen möchte, kann deshalb den Saft selbst herstellen und dabei sorgfältig Keime, grüne Stellen und Beschädigungen großzügig entfernen.

! Als bei Sodbrennen angenehme Dosis wird von den Frauen die Einnahme von 2- bis 3-mal täglich 10 – 15 ml Saft angegeben.

Manche begleitenden Ärzte kritisieren Schwangere, wenn sie angeben, dass sie mit einem Hausmittel wie Kartoffelsaft mindestens gleich große Erfolge wie beispielsweise mit Antazida haben. Ein Hausarzt fand sogar heraus, dass das von ihm verschriebene Antazidum einen pH-Gehalt von 8 habe, während der Kartoffelsaft lediglich einen pH-Gehalt von gut 6 aufweise. Folglich müsse das Antazidum viel besser wirken, als der Kartoffelsaft. Er sprach von einem Plazeboeffekt. Die Frau lehne Medikamente wahrscheinlich unterbewusst ab. Deshalb erziele hier die Pflanzenmedizin größere Erfolge, obwohl es rational nicht sein dürfte.

Die schwangere Frau ließ sich davon nicht beeindrucken und antwortete: „Auf mich scheint der Satz: ‚Viel hilft viel‘ in diesem Fall nicht zuzutreffen. Vielleicht braucht mein Körper keinen so großen Puffer, sondern nur einen kleineren. Außerdem beleidigt es mich nicht, falls mir Plazebos helfen sollten. Hauptsache, es hilft“.

Quelle

Auf den Tipp mit dem Kartoffelsaft stieß ich als Gymnasiastin während eines Ferienjobs in einem Reformhaus. Ständig erschienen Schwangere, die über ihr Sodbrennen klagten und uns wegen des Erfolgs immer wieder das Kartoffelsaftfach leerkauften.

1.10 Leichte Schwangerschaftshypertonie ohne Proteinurie

Fallbeispiel

Karin hat das erste Kind in der 38. SSW per Einleitung in der Klinik bekommen. Der Blutdruck war bis auf Werte von 170/100 mmHg gestiegen und ihr Gynäkologe habe ihr die Einleitung empfohlen, „da das Kind nun reif sei und damit sich nicht noch eine Präeklampsie entwickelt“.

Jetzt wünscht sie in der 14. SSW eine Beratung „aus anderer Sicht“. Bislang hat sie bei einem Gynäkologen drei Vorsorgeuntersuchungen und ebenso viele Ultraschalluntersuchungen machen lassen. Sie fühle sich aber schon wieder „in dieser Risikoschiene“ und das mache ihr Angst. „Ich begleite dich gerne, ich werde dir jedoch weder Entscheidungen abnehmen, noch Verantwortung für dich tragen. Das ist nicht mein Beruf. Entscheidungen treffen darfst du selbst. Ich bin Hebamme und begleite dich. Wenn der Blutdruck jedoch einen bestimmten Bereich überschreitet, möchte ich, dass du zum Arzt gehst, weil du dann Medikamente benötigst“, informiere ich Karin. Sie ist einverstanden.

Hebammenhilfe

Hebammenhilfe

- Mindestens 2 l Wasser mit Kochsalz nach Geschmack pro Tag
- Die Speisen nach Geschmack salzen
- Tägliche Selbstmessung des Blutdrucks (um einer „Weißkittelhypertonie“ vorzubeugen)

„dein Blutdruck ist bislang o.k. und man spricht von einem schwangerschaftsinduzierten Hypertonus erst, wenn der zweite Wert in der zweiten Schwangerschaftshälfte ansteigt", fasse ich zusammen. „Es gibt eine Reihe von Untersuchungen, die besagen, dass Werte bis 90 mmHg im Großen und Ganzen o.k. sind, aber selbstverständlich muss immer kontrolliert werden, dass der Blutdruck nicht höher ansteigt. Bei einer recht milden Form des schwangerschaftsbedingten Bluthochdrucks, wie du sie gehabt hast, also bei einem Wert bis etwa 160/110 mmHg, hat man festgestellt, dass die blutdrucksenkenden Medikamente keinen Einfluss auf die Durchblutung der Plazenta haben und keinerlei Vorteile für dich und dein Kind bringen, dafür aber Nebenwirkungen haben können, z. B. eine Wachstumsretardierung beim Kind. Steigen die Werte aber darüber hinaus, muss medikamentös behandelt werden".

Ich erkundige mich nach ihrer **Ernährung**. Karin trinkt sehr wenig und ich empfehle ihr mindestens zwei Liter natriumhaltiges Mineralwasser pro Tag zu trinken und ein Multivitamin- und Mineralstoffpräparat einzunehmen, da ihr „regelmäßiges Essen nicht so liegt". „Schau auch auf eine gute Kalziumzufuhr, z. B. in Form von Milchprodukten", rate ich ihr, „weil das auch einem Bluthochdruck in der Schwangerschaft vorbeugen kann".

Ich bitte sie, **nach Geschmack zu salzen**, und sie gibt mir ein paar Wochen später die Rückmeldung, dass sie mindestens fünfmal so viel Salz zu sich nehme, als sonst, da sie ihren Salzkonsum wegen des Hochdrucks selbst gedrosselt habe.

Karin hat etwa 10 kg Übergewicht und ich bespreche mit ihr diverse Sportarten, die sie auch in der Schwangerschaft begeistern können. Sie will es mit Schwimmen und Radfahren probieren, da sie ihren Sohn dabeihaben kann.

Die Schwangerschaft verläuft bis zur 36. SSW unauffällig. Karin hat 5 kg an Gewicht zugenommen und fühlt sich auch deshalb „viel mobiler und glücklicher als in der ersten Schwangerschaft". Damals hatte sie 26 kg an Gewicht zugenommen. Ihr sei dennoch klar, dass keiner sagen könne, wo die Henne und wo das Ei sei. Ob sie deshalb weniger zugenommen habe, weil sie insgesamt aktiver in dieser Schwangerschaft sei oder ob sie aktiver ist, weil sie weniger zugenommen habe.

In der 36. SSW steigt der Blutdruck leicht an, von bislang 110/70 mmHg bis 130/75 mmHg auf 160/85 mmHg. Es findet sich keine Proteinausscheidung in ihrem Urin und es entwickeln sich auch keine Ödeme.

Karin hat bereits von der ersten Schwangerschaft ein **Blutdruckmessgerät** zu Hause und misst dort regelmäßig: „Das ist entspannter und es kommen nicht so viele falsche Messergebnisse heraus, weil ich immer zu gleichen Zeiten und nach dem gleichen Ritual in Ruhe messe". Ich bespreche mit ihr die Option Arztbesuch, doch sie lehnt ab.

Der Blutdruck steigt nicht weiter an und liegt zwischen 135/70 mmHg und 160/90 mmHg.

Weiterer Verlauf

Zweieinhalb Wochen vor Termin besprechen Karin und ihr Mann Wolfgang die Möglichkeit einer Hausgeburt mit mir. Wir einigen uns darauf, dass sie bei einem Anstieg des Blutdrucks sofort in die Klinik verlegt wird, um die Geburt adäquat mit blutdrucksenkenden Mitteln begleiten zu können und ihr damit die Möglichkeit einer Spontangeburt zu erhalten.

Karins zweiter Sohn wird innerhalb von dreieinhalb Stunden in ihrer Badewanne geboren. Die Blutdruckwerte (da unauffällig alle 30 Minuten gemessen) lagen zwischen 115/70 mmHg und 145/85 mmHg.

Karin hat inzwischen Normalgewicht und eher hypotone Blutdruckwerte. Sie treibt regelmäßig Sport, trinkt mindestens 4 l Wasser täglich, ernährt sich „etwas bewusster" und „salzt, was das Zeug hält, weil es mir schmeckt".

Kommentar

Karin entwickelte eine **Transiente Schwangerschaftshypertonie.** So bezeichnet man erhöhte Blutdruckwerte nach der 20. SSW, die in der Schwangerschaft erstmals auftreten und nach der Geburt wieder verschwinden. Eine Proteinurie liegt nicht vor. Die Hypertonie kann in weiteren Schwangerschaften wieder auftreten. (Geist/Harder/Stiefel: Hebammenkunde, 3. Aufl., 2005).

Da die medikamentöse Therapie erst bei 170/110 mmHg wegen der Nebenwirkungen und der fehlenden Vorteile bei einem früheren Einstieg beginnen und diese Therapie sowieso nur klinisch erfolgen sollte, ist bis zu diesem Wert und

ohne Proteinurie auch eine intensive Kontrolle vertretbar. Ein niedergelassener Frauenarzt würde bei einem Blutdruck zwischen 160/90 und 117/110 mmHg ja auch nichts anderes machen können.

Da bislang nur bei Formen von renalem Hochdruck der eingeschränkte Konsum von Salz empfohlen wird, empfehle ich allen Schwangeren das **Salzen nach Geschmack**. Nicht wenige Schwangere salzen weitaus kräftiger als außerhalb der Schwangerschaft. Seit Jahren beobachte ich, dass ich – auch im Hochsommer – weniger Frauen mit ausgeprägten Ödemen begleite. Ob dies zufällig ist oder mit dem angepassten Salzkonsum zusammenhängt, kann vielleicht eine Studie herausfinden.

Gute Kalziumquellen sind Milchprodukte, Käse (vor allem Emmentaler, 45 % Fett i.Tr., mit dem etwa 10-fachen Kalziumgehalt im Vergleich zur fettarmen Vollmilch), Brokkoli, Grünkohl, Spinat, Hülsenfrüchte, Mandeln, Nüsse. Die Deutsche Gesellschaft für Ernährung (DGE) empfiehlt in der Schwangerschaft eine tägliche Menge von mindestens 1200 mg Kalzium. Dies entspricht 1 l fettarmer Milch, gut zwei Bechern Buttermilch oder vier Scheiben Emmentaler.

Quelle

AG Gestose-Frauen (www.gestose-frauen.de).

Mit der **Selbstmessung von Frauen mit mildem SIH** oder denen, die dafür gefährdet sind, habe ich sehr gute Erfahrungen gemacht. Bereits im Jahr 1994 erschien dazu im Zentralblatt für Gynäkologie eine Studie. Homuth V, Jüpner A et al verwiesen damals schon darauf, dass sich „die Selbstmessung des Blutdrucks als sehr erfolgreich erwies, da damit die sogenannte Weißkittel-Hypertonie ausgeschlossen wird, die Therapiesicherheit durch Vermeidung nichtinduzierter Medikamentengaben, vorzeitiger Krankenhausaufenthalte und Fehleinweisungen reduziert werde, eine frühestmögliche Erfassung schwangerschaftsbedingter RR-Steigerungen erfasst würde und insgesamt eine Kostensenkung damit verbunden sei". Ich habe seitdem keine gegenteilige Studie mehr dazu gefunden.

Die Studienlage zur **Kalziumeinnahme** ist widersprüchlich. Eine neue WHO-Studie betont, dass viel Kalzium (1500 mg pro Tag) die Folgen einer Präeklampsie mindern kann und die Frühgeburtenrate senkt. Über 8000 Erstgebärende aus Argentinien, Ägypten, Indien, Peru, Südafrika und Vietnam nahmen an dieser Studie teil (Am J Obstet Gynecol 194, 2006, 639).

1.11 Vorzeitige Wehentätigkeit

Fallbeispiel

Natalie erwartet ihr erstes Kind. Sie lebt mit ihrem Freund in einer recht problematischen Beziehung – Hanno trinkt sehr gerne Alkohol. Die Schwangerschaft verläuft, bis auf Hannos alkoholische Exzesse, die von Volltrunkenheit bis zu wenigen Wochen komplettem Alkoholverzicht alles beinhalten, unauffällig.

Natalie ist während seiner Trinkerphasen in sich gekehrt, wie verstummt und lebt während seiner „normalen" Zeit richtig auf. Emotionale Stabilität sucht sie in der Natur. Sie läuft lange Runden mit ihrem Hund und scheint eher menschenscheu zu sein. Um die 28. SSW geht Hanno zu einer stationären Therapie in eine Klinik, ist aber wenige Wochen später wieder zu Hause. Die Stimmung ist explosiv. An Natalies Verhalten, sie ist wieder verstummt, merke ich, dass Hanno wieder trinkt, wenngleich ihm bei den Vorsorgen nichts anzumerken ist.

Als ich zur Vorsorge in der 32. SSW zu ihnen nach Hause komme, sitzt Natalie zusammengesunken und in sich gekehrt in einem Sessel, während Hanno ein großzügiger Gastgeber ist. Natalies Bauch ist kontrahiert und auf meine Nachfrage hin erzählt sie wortkarg, dass er seit gestern immer wieder hart werde und es sich wie Menstruationsschmerzen anfühle. Sie habe keine Blutungen und es sei auch kein Schleim abgegangen.

Hebammenhilfe

Hebammenhilfe

Psychosoziale Betreuung.

„Was war denn gestern?", frage ich Natalie und Hanno. „Gestern war gestern", sagt Hanno und lacht laut und seltsam. „Und heute ist heute?", frage ich nach. „Genau", strahlt er zurück. „Und was wird morgen sein?", interessiert mich.

Hanno gefriert das Lächeln im Gesicht und er wird unruhig. „Weißt du, Hanno, ich mache mir ein wenig Sorgen. Natalies Bauch ist hart, das muss zwar gar nichts heißen, könnte aber ein Hinweis dafür sein, dass sie sich und auch das Baby gerade nicht so wohl fühlen. Warum könnten sie sich denn nicht so wohl fühlen?", frage ich nach. „Hm, du stellst Fragen, wenn du nicht weiter weißt, dann musst du halt einen Arzt fragen", gibt er zur Antwort.

„Ich weiß, wie jeder in deinem Umfeld, dass du trinkst Hanno, du brauchst dich also nicht vor mir zu verstecken", erwidere ich. Der stets freundliche Hanno sieht mich mit einem eiskalten, lauernden Blick an. Ich wende mich ab und frage Natalie, ob wir wieder ein wenig mit dem Kind spielen wollen. Bald schon wird ihr Bauch weicher und sie freut sich über die regen Kindsbewegungen unter ihren Händen.

Hanno sitzt weiter wie versteinert da und beobachtet mich. „Spielst du auch hin und wieder mit deinem Kind?", frage ich ihn. „du weißt doch, womit ich spiele", antwortet er, steht auf und verlässt türknallend das Zimmer.

Ich spüre, dass auch Natalie innerlich aufatmet. „Und was wird morgen sein?", frage ich sie. „Ich halte das nicht mehr aus", antwortet sie, „ständig schütze ich ihn vor anderen Menschen, ich habe langsam keine Kraft mehr. Aber ich weiß auch nicht, ob ihm damit geholfen ist, wenn ich ihm meine Loyalität entziehe, obwohl ich natürlich aus unserer Therapie weiß, dass ich eine Co-Alkoholikerin bin".

„Und wie geht das, trocken einen Alkoholiker zu unterstützen?", interessiert mich. Natalie zuckt mit den Schultern und fängt zum ersten Mal, seit ich sie kenne, hemmungslos an zu weinen. Ich nehme sie in den Arm und wiege sie. Hanno kommt ins Zimmer und erschrickt, Natalie weinen zu sehen. Er bleibt an der Türe stehen und traut sich nicht weiter. „Ich muss mal auf Toilette" sage ich, „kannst du mal bitte übernehmen".

Ich gehe nach draußen und überlege mir, wie ich dieser Familie helfen kann. Es fällt mir nichts ein. Mehr als 8 Jahre Therapie haben beide schon gemeinsam hinter sich.

Im Zimmer sehe ich Hanno Natalie hölzern im Arm haltend und ich muss lachen. „Hanno", rufe ich, „dich hätte ich mir aber feuriger als Liebhaber vorgestellt". Er muss lachen und küsst Natalie. Ich zeige ihm, wie er Kontakt zu seinem Kind aufnehmen kann und erzähle dabei langsam, was **die wichtigen Punkte für seine gesunde Entwicklung** sind: Bindung und Sicherheit, feste Regeln und Stabilität, Abwechslung und neue Reize, Autonomie und Eigenaktivität.

An Hanno gewandt sage ich: „Jeder Mensch hat Stärken und Schwächen, ebenso wie jeder Vater. Was bekommt dein Kind von dir als Stärken mit?" „Ja, die letzten Sachen, die Abwechslung und die Reize und die Aktivität", antwortet er.

Natalie frage ich das Gleiche. Sie nennt die ersten Punkte. „Dachte ich es mir doch", antworte ich erfreut, „da hat sich das perfekte Paar gefunden, deshalb kann euch bislang auch der Alkohol nicht auseinanderbringen. Das Kind hat alles, was es braucht. Nur Natalie schwant mir, braucht noch etwas".

Natalie kämpft tapfer mit den Tränen und ich fordere sie auf, die Schranken fallen zu lassen: „du musst hier nicht die Indianerin mimen, Natalie. Hat Hanno sich eigentlich schon einmal bei dir bedankt, was du an Schmerzen aushalten kannst?" Sie schüttelt vorsichtig den Kopf. „Na dann wird es mal Zeit, Hanno, dass du dich bei ihr bedankst, dass sie deine Alkoholexzesse aushält", ermuntere ich ihn. Er rutscht unschlüssig auf der Coach herum, geht dann auf die Knie und bedankt sich bei Natalie und dem Kind für ihren Beistand. Danach spielen beide noch mit dem Kind, während ich den Vorsorgetermin beende.

Hanno bittet bei der nächsten Vorsorge um die acht Eckpfeiler für eine gesunde Entwicklung, die ich ihm auf einen Zettel schreibe. „Weißt du eigentlich, dass ich da auch ganz viel für mich herausziehe?", fragt er mich. „Ja, was denn?", will ich wissen. „Dass ich an meinen Regeln und der Stabilität arbeiten muss. du hast nämlich immer nur von den Stärken gesprochen, aber die Schwächen finde ich schon auch wichtig". „Hanno, da bist du weiter als viele Menschen hier auf diesem Planeten", entgegne ich, „ich muss da nämlich vorsichtig sein, weil es nicht wenige Menschen gibt, die die Wahrheit nicht vertragen und dann ganz gemein zurückschlagen". „Nein", beruhigt er mich, „da brauchst du bei mir keine Angst zu haben".

Weiterer Verlauf

Hanno hat eine Woche vor der Geburt seinen nächsten Alkoholexzess, während seiner ersten drei Urlaubstage. Als ich einen Tag vor der Geburt nochmals zur Vorsorge vorbei komme, sagt er unaufgefordert: „Willst du nicht wissen, warum ich wieder gesoffen habe?" „Wenn du es mir erzählen willst ...", halte ich mich vage. „Ich glaube, es ist die Angst vor der Verantwortung, aber ich habe mich schon bei Natalie und dem Baby entschuldigt", erzählt er strahlend. „Ich finde es ganz toll, dass du so bewusst damit umgehst", sage ich ehrlich.

Natalie und Hanno erleben eine schöne Erstgeburt. Hannos Exzesse sind seit der Geburt seltener geworden und Natalie berichtet, dass die Spitze des Eisbergs – zumindest momentan – geschmolzen sei. „Wir haben uns eine Therapeutin gesucht, die auf eine sehr freundliche Art und Weise direkt und konfrontativ arbeitet. Das liegt uns wohl mehr als der vorherige Therapeut, der Hanno nicht überfordern wollte. Jetzt wollen wir uns an die Dinge unter der Wasseroberfläche wagen, und die sollen beim Eisberg ja sechs Siebtel ausmachen". „Puhh, da habt ihr ja schon das meiste geschafft", sage ich lächelnd und Hanno wirft mir den Teddybären seines Sohnes an den Kopf. „Hanno", erwidere ich streng, „eine feste Regel lautet, dass man Hebammen niemals Teddybären an den Kopf werfen darf". „Doch", entgegnet er, „wenn man einfach glücklich ist, weiterzukommen, dann darf man das".

Kommentar

Natalies regelmäßige Kontraktionen habe ich intuitiv als **psychogen** eingestuft. Sie hörten auf, nachdem sich Hanno bei ihr und dem Kind bedankt hatte. Bei keiner der von mir begleiteten Frauen habe ich jemals erlebt, dass vorzeitige Wehen nicht psychogen waren. Deshalb ist meine These, dass viele Frühgeburten wegen vorzeitiger Wehentätigkeit rechtzeitig erkannt und gut begleitet verhindert werden können.

Zwei Paare hatte ich in den vergangenen Jahren, die ihre Kinder zu früh bekamen und während der Schwangerschaft schon unter massiven Eheproblemen litten. Beide waren schon lange in paartherapeutischer Begleitung und beide sind inzwischen geschieden.

Das Thema **Suchtkrankheiten bei Vätern** hat wohl jede Hebamme schon mehr oder weniger erlebt. Mir ist ein offener und ehrlicher Umgang damit wichtig. Ebenso achte ich meine Grenzen und ziehe rechtzeitig **Hilfe von außen**, beispielsweise Suchtberatungsstellen mit zu Rate, wenn ich mich überfordert fühle. Ansonsten gilt für mich auch hier: Ich bin die Hebamme der Familie, die sich nicht vor jedem Problem verschließen muss und vor allem nicht verschließen darf, wenn es ihren Bereich, hier die vorzeitige Wehentätigkeit, betrifft, die aber auch nicht die Suchtberatungsstelle verkörpern muss.

Bei der **Einbindung der Väter** in den körperlichen wie seelischen Wachstumsprozess ihrer Kinder, sehe ich hier für uns Hebammen noch ein gewaltiges Potenzial. Viele Väter können dadurch an ihre eigene Kindheit und die eventuellen Verletzungen geführt werden und sich schon vor der Geburt ihres Kindes damit bewusst auseinandersetzen. Ein fundiertes Wissen über die pränatalen Vorgänge ist hier von großem Nutzen. Empfehlenswert sind dazu die Bücher von Gerald Hüther, Joachim Bauer, Inge und Hans Krens und Ludwig Janus.

1.12 Z. n. zweifacher Frühgeburt

Eva und Frank erwarten ihr drittes Kind. Die ersten beiden Kinder wurden in der 31. und 28. SSW nach jeweils mehrwöchigen Klinikaufenthalten wegen vorzeitiger Wehentätigkeit ab der 26. und 23. SSW geboren. Beide Male sprang die Fruchtblase vorzeitig, die Geburten erfolgten spontan.

Das Paar wünscht nun Hebammenbegleitung mit der Option Hausgeburt, sofern Eva dieses Mal die Schwangerschaft austragen sollte. Beide sprechen sich, trotz der zweimaligen Frühgeburt und des ausdrücklichen Rats dafür gegen die ärztliche Vorsorge aus, da diese „ja auch nichts gegen die Frühgeburten ausrichten konnte, trotz aller Zervixmessungen, ständigen Abstriche, Partusisten-Gaben und vieler Wochen Bettruhe in der Klinik". Der Aktionismus sei ihnen ziemlich auf den Geist gegangen.

Eva fühlte sich wie eine Maschine, die ständig auf Funktionstüchtigkeit geprüft wurde. „Es war alles so oberflächlich. Mein Seelenleben hat niemanden interessiert und auch, dass ich viele Wochen von meinem kleinen Sohn getrennt war. Ständig sagten mir die Ärzte, ich solle jetzt mal an das zweite Kind denken. Ich habe aber immer an alle denken müssen, ich bin schließlich keine Maschine, die mal für ein paar Wochen die Gefühle für einen bestimmten Menschen ausknipsen kann. Diese Behandlung hat mir unterm Strich überhaupt nichts gebracht. Das wusste ich aber damals noch nicht. Deshalb habe ich alles schön artig über mich ergehen lassen und deshalb möchte ich jetzt das Ganze, wenn alles im grünen Bereich ist, nicht über die Medizin laufen lassen, sondern über eine Hebamme".

Hebammenhilfe

Hebammenhilfe

Partnergespräche über mögliche psychosoziale Ursachen anregen.

Nach der ersten Vorsorgeuntersuchung in der 12. SSW frage ich das äußerst attraktive Paar ganz beiläufig: „Warum könnten eure Kinder früher gekommen sein?" Frank verdreht die Augen und schießt los: „du bist doch der Profi, der uns das beantworten sollte und stellst solch seltsame Fragen?".

Eva antwortet bedächtiger: „Vielleicht weil sich Frank nicht richtig um mich gekümmert hat". Ihr Mann blickt sie pikiert und erstaunt an und will wissen: „Und warum hast du mir das nie gesagt?", worauf seine Frau antwortet: „Vielleicht weil mich das noch nie jemand so direkt gefragt hat und es mir wohl auch nicht bewusst war".

Es herrscht betretenes Schweigen zwischen dem Paar, in das ich nicht dazwischenfunke, sondern abwarte. Frank wippt nervös gegen das Tischbein, als es aus Eva herausplatzt: „Ich hatte in jeder Schwangerschaft so einen Traum, in dem ich Frank unser neugeborenes Baby vor die Füße werfe, so nach dem Motto ‚Friss oder stirb'. Immer hat mich der Gesichtsausdruck von Frank in diesem Moment interessiert, aber ich konnte ihn nie erhaschen". „Und was wurde aus dem Kind", fragt ihr Mann entsetzt. „du und das Kind haben sich ziemlich schnell in Luft aufgelöst und der Traum war vorbei", antwortet Eva und fährt gleich fort „und wenn ich ehrlich bin, hast du das ja in jeder Schwangerschaft und auch danach gemacht, dass du dich aus dem Staub gemacht hast, zum Volleyball oder zum Fitness gegangen bist. Wie es mir und den Kindern ging, hat dich doch wenig interessiert. Erst als ich wieder meine alte Figur hatte, war ich für dich wieder interessant und du hast mich wieder wahrgenommen".

„Ich stehe halt nicht auf Muttis", antwortet Frank lakonisch. Eva erstarrt und ich greife ein. „Ohne Mutti gäbe es keinen von uns", entgegne ich. „Martina", schnaubt Frank genervt, „das meine ich doch nicht, ich stehe nunmal nur auf superschlanke Frauen. Die können gerne Mutti sein, gerne auch zigfach, aber eben nicht so hefeteigmäßig und truschig aussehen. „Das habe ich doch nie", entrüstet sich Eva, „aber wenn wir ein Kind wollen, kann ich nun mal keinen superflachen Bauch haben, das geht einfach nicht".

Sie erzählt weiter, dass Frank in jeder Schwangerschaft ein Verhältnis mit einer Fitnesstrainerin hatte. „Ist diese Frau Mutter?", frage ich. „Nein", bekennt Frank, dem der Werdegang des Gesprächs überhaupt nicht behagt, „sie ist gar nicht der Typ dafür, ihre Figur ist ihr Ein und Alles und sie könnte es niemals ertragen, wenn sich durch eine Schwangerschaft etwas ihrer Kontrolle entzieht, der Bauch vielleicht zu groß wird, weil es vielleicht ein großes Kind ist oder so".

Eva will zu einer Tirade über diese Frau ansetzen. Ich unterbreche und frage sie nochmal: „Warum hast du deine ersten beiden Kinder nicht ausgetragen?" Sie überlegt kurz und meint: „Weil ich es leid war, mich hat das alles so aufgeregt, diese wunderschöne Frau, die immer wie aus einem Modemagazin daherkam und ich schwanger und später auch noch mit nölendem Kleinkind an der Hand, ich hatte einfach einen totalen Hass auf die Kinder im Bauch und warum er mir das antut, wo er sie doch auch wollte".

Ich schaue zu Frank und frage ihn: „Und warum hast du ihr das angetan?" Er nagt verlegen an seiner Unterlippe und braucht lange mit seiner Antwort: „Mir war nicht klar, dass das Eva so aufregt, dass sie unsere Kinder sogar dafür hasst, das hat sie mir nie gesagt. Klar war mir schon, dass sie das Fremdgehen stört, aber ich habe ihr auch gesagt, dass das nur eine Episode ist und ich sie nie für die andere Frau verlasse, weil das eben nur so eine Spaßbeziehung für mich ist".

„Aber sie will dich doch, das weißt du ganz genau", platzt es aus seiner Frau heraus. „Ja, aber dazu gehören ja immer zwei und ich will nicht so eine zur Frau", erklärt Frank gönnerhaft.

Ruhig sage ich ihm, dass ich seine machohaften Attitüden widerlich finde und er eine Verantwortung seiner Frau und seiner Familie gegenüber hat. „Dazu gehört auch, den Spaß und Sinn für Ästhetik ein wenig zu hinterfragen und der Realität anzupassen", schließe ich, „denn auch eine schwangere Frau kann nicht immer ihrem Sinn nach Spaß und Ästhetik frönen, sondern muss sich ihren hormonellen Schwankungen und ihrem veränderten Körperbild stellen".

Frank schaut mit rotem Kopf ziemlich amüsiert drein und ich frage Eva, wie es ihr ginge. Sie meint, dass sie es gut fand, ihre Gefühle mal einer anderen Person als einer Freundin oder ihrer Mutter mitteilen zu können: „Denn ehrlich gesagt, schämt man sich als Frau ja auch immer ein wenig dafür, dass man den eigenen Mann nicht bei der Stange halten kann". Frank amüsiert sich köstlich über die Zweideutigkeit in ihrer Aussage.

Auch in dieser Schwangerschaft trifft sich Frank bald wieder mit der anderen Frau privat. Bald weint sich Eva bei mir die Augen aus und mahnt sein mangelndes Einfühlungsvermögen und seinen Egoismus an. Nachdem sie in der 18. SSW wieder über einen brettharten Bauch klagt, frage ich Eva, ob sie sich nicht dem Ganzen stellen will. Sie bejaht und taucht im Fitnesscenter auf. Dort erzählt sie der anderen Frau von ihren Träumen in den ersten Schwangerschaften und fragt sie, ob sie nun noch guten Gewissens ihre Affäre fortsetzen kann.

Die andere Frau bricht ein und verzichtet auf weitere Treffen, was Frank zur Weißglut bringt. Er macht Eva eine Szene, bei der sie Angst hat, dass er sie und das Kind schlägt: „Ich dachte, jetzt prügelt er mir es gleich selbst aus dem Bauch". Er kann sich jedoch beherrschen und die Wogen glätten sich überraschend schnell. Frank leidet die restliche Schwangerschaft unter der Kränkung, von der anderen Frau abgewiesen worden zu sein.

Die Vorsorgeuntersuchungen gleichen wir mit seinen Arbeitszeiten ab, so dass er bei jeder zweiten dabei sein kann. Gemeinsam erfühlen wir das Kind und er hat Tränen in den Augen, als es ihm mit einem Fuß das erste Mal unter der Hand entlang streicht.

Eva beginnt ihn als Mann und Vater mehr zu fordern. Sie trifft sich abends öfter mit Freundinnen. Mit viel Geduld schafft sie es schließlich, dass Frank ihr regelmäßig den Bauch massiert und auch hin und wieder den Bauchumfang misst, um ihn direkt mit dem Wachsen des Bauches zu konfrontieren. „In den ersten beiden Schwangerschaften hätte ich das nie und nimmer gemacht", sagt Frank, „aber da war sie ja auch schon längst aus meinen Augen, weil sie in der Klinik stationiert war, als der Bauch monströser wurde".

Diese ganzen Aktivitäten bekommen ihrer Sexualität, die in jeder Schwangerschaft auf Eis lag, überraschend gut.

Weiterer Verlauf

Das Kind wird eine Woche über Termin Hals über Kopf geboren. Eva sagt in den ersten Minuten nach der Geburt lachend: „Jetzt wollte ich uns allen das Kind vor die Füße werfen", worauf Frank schlagfertig reagiert: „Und wie war mein Gesichtsausdruck dabei?" „Ich glaube freudig", entgegnet seine Frau zufrieden.

Kommentar

Die Begleitung dieses Paares kostete viel Zeit und Kraft, vor allem die Machosprüche und – immerhin – vorsichtigen Annäherungsversuche dieses supervirilen Mannes auszuhalten. Ich war immer wieder damit beschäftigt, meine eigene Balance zu halten und zu wahren. Eva schrieb mir Monate später, dass Frank offenporiger werde und einfühlsamer: „Er braucht seinen Schutzschild Macho nicht mehr so oft". Nichtsdestotrotz erwähnte sie eine weitere Affäre von ihm eher nebenbei und gar nicht gekränkt. Ganz im Gegenteil hinterfragte sie, ob sie sich nach der Geburt nicht selbst von ihm entfernt habe „und er deshalb die Nähe woanders suchen musste".

Auf diese Affäre und ihren Umgang damit ging ich nicht mehr ein, da ich meine Aufgabe als erfüllt ansah. Ich verwies an eine Eheberatungsstelle, die sie seit vielen Jahren immer wieder aufsuchten. Als ich die Erlaubnis für den Abdruck ihrer Begleitung erfragte, erklärte sie mir, dass sie eben der zwischen allen Stühlen stehenden Hebamme ihre erste normale Schwangerschaft und Geburt zu verdanken habe. Sie sieht in diesem Berufsbild ein Ideal für ihre Begleitung: „Nicht die Distanz eines Arztes, nicht die Abgeklärtheit eines Psychotherapeuten, nicht die Verstricktheit einer Mutter und nicht die Nähe einer Freundin". Die professionelle Hebamme könne alles in einer Person sein – ohne deren negative Eigenschaften.

1.3 Beckenendlage

Fallbeispiel

Nina erwartet ihr zweites Kind. Das erste Kind hat sie spontan in einer Klinik bekommen. Da sie die Wehen zu Hause nicht anstrengend fand und mit 8 cm in der Klinik ankam, dort jedoch eine wehenhemmende Infusion erhielt, da der Belegarzt gerade mit einem Kaiserschnitt beschäftigt war, und dann wieder eine Oxytocininfusion zur Wehenanregung benötigte, ist es nun ihr größter Wunsch, zu Hause ungestört zu gebären.

Ihre bisherige Schwangerschaft verlief unauffällig. Das Kind lag in der 30. SSW bei der Ultraschalluntersuchung in der II. BEL, hatte sich jedoch in der 32. SSW wieder in Schädellage gedreht. Auch während der nachfolgenden zweiwöchentlichen Vorsorgen lag es in erster Schädellage.

Als ich in der 38. SSW wieder zur Vorsorge komme, erscheint mir Nina anders als sonst. Sie beantwortet mir zwar freundlich alle Fragen und erzählt auch ein wenig von sich und ihrer Familie, doch verlässt mich dieses Gefühl „dass da noch etwas ist" nicht. „Geht es dir gut?", frage ich sie. „Ich sehe doch gut aus, oder?", antwortet sie mir.

Später nehme ich Kontakt zu ihrem Kind auf. Über die Handkante lege ich zunächst die rechte Hand auf dem Bauch auf. Das Kind sucht sogleich den Kontakt. Auf eine polternde, unruhige Art und Weise. Später taste ich nach dem Köpfchen. Es ist am Rippenbogen seiner Mutter zu finden.

Hebammenhilfe

Hebammenhilfe

Psychische Anspannungen ansprechen.

„Ja, wer hat sich denn da in Steißlage gedreht?", frage ich Mutter und Kind gleichermaßen. Nina erschrickt etwas und legt selbst ihre Hand auf, um nach dem Köpfchen zu tasten. „Hast du bemerkt, dass es sich gedreht hat? ", frage ich sie vorsichtig. Sie schüttelt den Kopf. „Es hat viel Platz, um sich wieder zurückzudrehen", beruhige ich sie.

Wir reden kurz darüber, wie denn die Kindsbewegungen im Allgemeinen so seien und ob sich etwas an ihnen verändert habe. Nina bleibt betroffen und gibt nur wortkarge Antworten: Es bewege sich schon kräftiger als ihr erstes Kind und ihr Bauch sei jetzt schon so groß wie am Ende der letzten Schwangerschaft. Ich sehe ein unausgesprochenes Fragezeichen auf Ninas Mund liegen. Sie kann sich selbst keinen Reim darauf machen, warum sich das Kind gedreht hat.

„Darf ich dir beschreiben, was ich gefühlt habe, als ich Kontakt zu deinem Kind aufgenommen habe?", frage ich sie. Nina nickt erleichtert. „Ich habe so eine Unordnung gespürt. Das hört sich jetzt vielleicht komisch an, aber es ist genau der richtige Ausdruck des Gefühlten. Unordnung im Bauch".

Nina lächelt und nickt verstehend. „Danke, damit kann ich etwas anfangen", sagt sie. „Ja?", frage ich. „Ja", antwortet sie, „mir bringt es viel, wenn ich Dinge so gesagt bekomme, wie du das jetzt getan hast. Das ist eine Einladung durch die Hintertür, eine charmante Aufforderung, dass ich mal in mich gehen und spüren muss, was da los ist und warum mein Kind in meinem Bauch sitzt. Ich mache nämlich schnell dicht, wenn ich das Gefühl habe, Druck zu bekommen. So wie bei der ersten Geburt: Jetzt bitte keine Wehen, weil wir gerade keine Zeit für Sie haben. Jetzt wieder Wehen, weil wir jetzt wieder Zeit hätten. Das vertrage ich nicht".

Ich lasse das Gesagte so stehen und wir vereinbaren einen Termin für Ende der Woche. Das Kind liegt nun wieder in Schädellage. Nina ist erleichtert und stolz: „Na, haben wir im Bauch gut für Ordnung gesorgt?"

„Darf ich wissen, was das für eine Unordnung war", interessiert mich. „Ein winziger Ehedisput", sagt sie, indem sie in sich hineinlächelt, „aber wirklich winzig. Dass er eine so große Wirkung hat, hat selbst mein Mann nicht für möglich gehalten. Er behandelt mich seitdem wie ein rohes Ei und betrachtet öfter meinen Bauch, als ob er zerbrechen könnte, wenn er mal wieder Dinge sagt, die mich ärgern".

Weiterer Verlauf

Wenige Tage später wird ihr Sohn in Schädellage geboren. Ihr Mann, erzählt mir Nina später, sei nach wie vor beeindruckt, dass sein Sohn aufgrund eines kleinen Streits seiner Eltern in Sitzstreik getreten ist.

Kommentar

Der größere Teil der Kinder, die schon seit der 24./26. SSW in BEL liegen, bleibt in dieser Lage bis zum Ende der Schwangerschaft. Bei den Kindern, die vorher bereits – gesichert – in Schädellage lagen, drehen sich meiner Erfahrung nach fast alle wieder aus der BEL zurück in Schädellage, wenn gewisse Spannungen im mütterlichen Organismus zur Auflösung kamen. Das Aussprechen, was ist, dem Gefühl eine Stimme geben; nicht Fassbares in Worte fassen – so möchte ich diese Begleitung umschreiben.

Leider gibt es bislang nur Untersuchungen darüber, dass beispielsweise die Indische Brücke nicht wirksamer ist als das reine Abwarten, da sich viele Kinder spontan und ohne Zutun aus der Beckenendlage in die Schädellage drehen.

Mir ist in diesem Zusammenhang aufgefallen, dass ein Kind oft so lange in Beckenendlage bleibt, bis sich die Spannungen aufgelöst oder zumindest gebessert haben und es sich dann spontan zurückdreht.

Besonders eindrücklich ist dies zu beobachten, wenn sich ein zuvor lange in Schädellage liegendes Kind in Beckenendlage dreht, das Kind erfolgreich mittels externer Wendung gedreht wurde und sich kurz darauf wieder in Beckenendlage dreht. Wird der Grund der Spannungen thematisiert und bearbeitet, dreht sich das Kind dann endgültig in die Schädellage.

Weitergehende Untersuchungen dieser psychosomatischen Reaktionen wären wünschenswert, da die Risiken einer manipulierten Wendung wie Nabelschnur- und Plazentakomplikationen oder vorzeitiger Blasensprung nicht vergessen werden dürfen.

Geburtsbegleitung

2 Geburtsbegleitung

2.1 Geburtsstillstand in der EP – Fall 1

Fallbeispiel

Maria meldet sich bei mir zu einem Gespräch an. Dabei erfahre ich, dass sie das erste Kind per Kaiserschnitt bekommen hatte, wegen eines Geburtsstillstandes bei hohem Geradstand – mit Schmerzmitteln, Spasmolytika, PDA und Oxytocintropf – nach insgesamt 28 Stunden Wehentätigkeit. In dieser Schwangerschaft wünscht sie sich eine Hausgeburt.

Den Kaiserschnitt habe sie als ambivalent empfunden – sowohl als Erlösung als auch als Ausdruck ihrer Unfähigkeit, ein Kind auf normalem Wege zu bekommen. Ihre Partnerschaft habe sehr darunter gelitten. Ihr Partner würde beim 2. Kind einen Wunschkaiserschnitt vorziehen, „damit es von Anfang an klar ist und dieses seelische Gebohre nicht wieder auftritt“.

Hebammenhilfe

Zunächst einmal ist der Auftrag der Frau an mich unklar. Ich stelle ihr demzufolge die Frage: „Was erwarten Sie von mir?“ Denn die Erfahrung mit ambivalenten Frauen hatte mir gezeigt, dass es ganz wichtig ist, Grenzen zu setzen und die Zwiespältigkeit der Frau klar herauszuarbeiten, um einem Chaos vorzubeugen. Dies geht natürlich nur mit ihrer Unterstützung.

Maria wird auch sogleich etwas ungemütlich und druckst herum, dass ihre Arbeitskollegin mich empfohlen habe und sie vorfühlen wolle, ob ich die richtige Geburtsbegleitung für sie sei. Ich merke, in welche Richtung das gehen soll – Wellness bis zum nächsten Kaiserschnitt mit völliger Verausgabung der Hebamme – und schiebe freundlich einen Riegel vor, indem ich lächelnd sage: „Kennen Sie den Satz, arbeite nicht mehr als dein Klient?“

Mit einer winzigen Körperbewegung gibt sie mir zu erkennen, dass die Botschaft angekommen ist. Sie schüttelt aber den Kopf und sagt: „Ich verstehe nur Bahnhof“.

Damit kann ich nun besser umgehen. Wir sind auf dem Weg zum gemeinsamen Nenner. Als Nächstes sage ich ihr, dass mich eine Hebamme bei meinen Geburten begleitet habe. Sie schaut verdutzt und meint: „Ja, klar. Aber warum sagen Sie mir das?“ Ich antworte: „Ich wollte einfach die fachliche Seite während der Schwangerschaft und Geburt abgeben und mich voll und ganz auf mein Schwangersein und Gebären konzentrieren können“.

Sie lächelt ebenfalls und fragt zurück: „Und bei mir haben Sie den Eindruck, dass ich mich nicht so auf das Gebären einlassen möchte?“ „Ja“, ist meine schlichte und ehrliche Antwort.

Wir führen daraufhin noch ein weiteres Gespräch, in dem wir herausarbeiten, welcher Geburtsmodus für sie der richtige ist. Ich nehme dabei eine sehr neutrale Position ein und spiegele ihr lediglich ihre wider, wie bei einem Ping-Pong-Spiel. Am Ende dieses Gesprächs hat Maria Schweißflecken unter den Achseln und sie meint lachend: „So habe ich das letzte Mal bei meiner Geburt geschwitzt“. Ich entgegne: „Eine gute Geburtsvorbereitung ist manchmal wie eine Geburt und erleichtert diese nicht selten“.

Wenig später meldet sie sich zur Hausgeburt an. Während der Schwangerschaft führe ich noch sieben Gespräche mit dem Paar, in dem auch die Geburtserfahrung des Mannes thematisiert wird und er sich für seinen Ausspruch „seelisches Gebohre“ bei seiner Frau entschuldigt: „Ich war überfordert mit allem. Uns hat doch damals keiner geholfen.“

Die Eröffnungsphase verläuft sehr zügig und Maria wechselt dabei ständig ihre Positionen – aufrecht, Vierfüßlerstand, Seitenlage zum kurzen Ausruhen in den Wehenpausen. Das Kind, das ich etwa gleich groß wie sein Geschwister schätze, stellt sich nach Blasensprung bei MM 9 cm in den **hohen dorsoposterioren Geradstand** ein.

Hebammenhilfe

Stellungsänderung **des Kindes** durch wiegende Bewegungen mit Hilfe eines Schals (Rebozo).

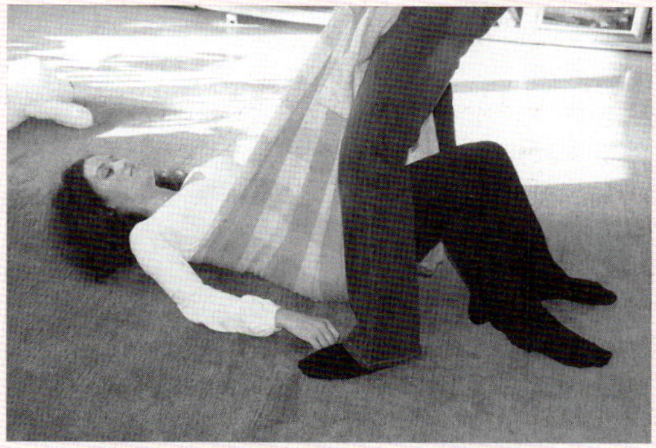

Abb. 2.1 Wiegende Bewegungen im Rebozo (Foto nachgestellt)

Die Geburt stagniert, die Wehentätigkeit nimmt ab. Inzwischen kennen wir uns so gut, dass mir meine Intuition sagt: Sie durchlebt nochmals ihre erste Geburt. Ganz abgesehen davon, dass ihr Becken keinerlei Hinweise auf eine Anomalie bietet, ist mir klar, dass der augenblickliche Geburtsstillstand psychisch bedingt ist.

Im Laufe der Betreuung habe ich auch festgestellt, dass Maria direkte Berührungen ablehnt, aber zugänglich für Zuwendung ist. **Nähe und Halten ohne direkte Berührung.** Das ruft nach einem Schal oder Tuch, um Frau und Kind darin zu wiegen und eine Stellungsänderung beim Kind zu versuchen.

Deshalb bitte ich Maria, nochmals ihre Blase zu leeren und sich dann anschließend auf den Boden zu legen. Ich nehme das für die Hausgeburt an einem Haken an der Decke befestigte Babytragetuch und schiebe es ihr unter den Po. Dabei bitte ich sie, in die Brücke zu gehen, während ich mich aufrecht mit gegrätschten Beinen über sie stelle und die Tuchenden rechts und links um meine Handgelenke schlinge.

Ihr Mann legt kubanische Musik auf, die ihr sehr gefällt und ich schaukele sie gleichmäßig mit einem leichten Zug auf ihre linke Beckenseite hin.

Ich nehme dabei Verbindung zu Kind und Frau auf und geleite es im Rhythmus der Musik. Wir bilden eine Einheit. Das Schaukeln nehme ich während des Wehenbeginns auf und lege sie in der Wehenpause sanft ab.

Nach etwa zehn so begleiteten Wehen – die Wehen sind inzwischen wieder so intensiv wie vor dem Blasensprung – muss Maria erneut auf die Toilette und gibt danach mehr Druck nach unten an. Die vaginale Untersuchung zeigt einen bis auf einen kleinen Saum vorne vollständig geöffneten Muttermund und einen steil im I. schrägen Durchmesser fest im Beckeneingang eingestellten Kopf. Ich überlege kurz, ob ich noch ein paar Wehen mit dem Tuch arbeiten soll, verwerfe es aber und die Frau veratmet ihre Wehentätigkeit fortan im Umherlaufen und im Vierfüßlerstand.

Eine Stunde später gibt sie ihre ersten Presslaute von sich und sie geht in das vorbereitete Wasserbecken, von dem sie bis dahin nichts wissen wollte. Eine gute Stunde später hält sie ihre Tochter im Arm, die nur wenige Gramm leichter als ihr per Kaiserschnitt geborener Bruder bei gleichem Kopfumfang ist.

Kommentar

Besonders stolz war die 41-jährige Mutter, dass sie dieses Mal keinen Schnitt und noch nicht einmal eine Geburtsverletzung davontrug – sie betonte dabei: „Weder körperlich noch seelisch“.

! Durch das **Getragenwerden** und **den rhythmischen Impuls** entspannt sich die Mutter und lockert damit auch ihr Becken. Durch den rhythmischen Rebozo-Impuls wird das Kind eingeladen, dieser Richtung zu folgen.

Wichtig ist dabei die gute Verbindung zwischen Mutter, Kind und Hebamme, die nicht mechanisch und rigide die Richtung bestimmt, sondern eben einen **einladenden, richtungsweisenden Impuls** gibt. Dabei fühlt sie, ob dieser Impuls stimmig ist oder nicht und geht dementsprechend darauf ein.

Als Hebamme empfiehlt sich diese Arbeit nur bei gesunder Wirbelsäule und gut aufgebauter Rückenmuskulatur, nebst sympathischer Verbindung zur Frau (dabei Grenzziehung im Sinne von: Ich arbeite nicht mehr als mein Klient), da es sonst zu schnell zum Burn-out auf körperlicher und/oder seelischer Ebene kommen kann.

Rebozo ist in gewisser Weise mit Haptonomie zu vergleichen, nur dass das Tuch dazwischengeschaltet ist und eben nicht direkt am Körper gearbeitet wird. Deshalb empfiehlt es sich auch sehr gut bei Frauen, die eine **Abneigung vor zu viel Nähe** haben oder den direkten Kontakt mit den Händen während der Geburt als unangenehm empfinden.

Quelle

Die Arbeit mit dem Schal, dem sogenannten Rebozo, stammt von mexikanischen Hebammen, die ihn – wie fast jede Frau im ländlichen Mexiko – mit sich tragen. Sie setzen den Schal universell, als Babytragetuch, Lastentrage oder wärmendes Kleidungsstück ein, und die Hebammen zusätzlich in ihrer Arbeit.

2.2 Geburtsstillstand in der EP – Fall 2

Fallbeispiel

Simone hat eine unauffällige Schwangerschaft hinter sich. Sie erwartet ihr erstes Kind und wünscht sich eine Geburt zu Hause. Ihr Mann Thomas hat den Dachstuhl seines Elternhauses in seiner Freizeit ausgebaut, so dass „jetzt Platz für eine ganze Rasselbande ist". Na dann.

Zur Geburt werde ich in den frühen Morgenstunden gerufen. Simone hat auf 3–4 cm MM eröffnet, als ich bei ihr am späten Abend eintreffe. Die Herztöne sind unauffällig. Sie ist guter Dinge, bügelt und ich lege mir alles für die Geburt zurecht. Wenig später äußert sie den Wunsch in die Badewanne zu gehen, da die Wehen jetzt wirklich „garstig" werden.

Simone räkelt sich genüsslich während der Wehenpausen im Wasser und versucht zu dösen. Sie atmet gleichmäßig und tief, so dass ich nur sporadisch eintrete, um nach den Herztönen zu hören. Die Wehen werden deutlich kräftiger und Simone tönt bald verhalten mit.

Als sie einen starken Druck nach unten angibt, untersuche ich sie in der Wanne. Der Muttermund ist auf 7 cm eröffnet, die Pfeilnaht wegen der prallen Fruchtblase nicht zu tasten. Die Herztöne oszillieren.

Nach einer weiteren Stunde habe ich das Gefühl, als ob die Luft aus der Geburt weicht oder irgendwo Energie abfließt. Simone tönt weiter Wehe für Wehe und kommt insgesamt sehr gut klar, doch das Gefühl lässt mich nicht los, dass sich hier irgend etwas Verborgenes zusammenbraut. Ich untersuche sie nochmals und der Muttermund ist mit maximal 6 cm zu tasten, während die Fruchtblase wesentlich weniger prall in die Scheide hineindrückt. Die Wehen sind dabei jedoch nur unwesentlich weniger. „Seltsame Physik", denke ich mir und „was zeigt sich hier?„

Hebammenhilfe

Simone ist etwas erstaunt über den vaginalen Befund. Ich frage sie, wie es ihr ginge. „Gut, so weit", sagt sie. „Und warum könnte der Muttermund gerade ein kleines bisschen zugegangen sein?", will ich wissen. „Das habe ich mir auch gerade, überlegt und ich weiß auch nicht warum, denn es geht mir ganz gut", antwortet sie. Sie schließt die Augen und döst in der Wehenpause vor sich hin.

Das Gefühl lässt mich jedoch nicht los, dass es sich hier nicht um eine reine Latenzphase, ein Ausruhen der werdenden Mutter, handelt. Auch eineinhalb Stunden später hat sich der vaginale Befund nicht verändert. Simone macht den Eindruck eines Menschen, der sich in Hab-Acht-Stellung befindet, als ob sie die Fühler in eine oder auch verschiedene Richtungen ausstreckt. Genau kann ich das nicht orten. Ich gehe in Gedanken ihren Typ durch: Sehr freundliche, hilfsbereite Frau, die aber durchaus auch mal auf den Tisch hauen kann.

Schließlich lese ich mir ihre Karteikarte durch und es fällt mir nichts auf. Ich lasse meine Vorsorgetermine im Haus Revue passieren und stoße schnell auf einen Punkt: Das Zusammentreffen mit Thomas Mutter, die gemeinsam mit ihrem Mann im Erdgeschoss des Hauses wohnt. Frau D. hatte mich beim ersten Besuch gefragt, wer ich denn sei. Ich hielt mich bedeckt und bat sie, ihre Schwiegertochter zu fragen. Als sie erfahren hatte, dass ich die Hebamme bin und ihr erstes Enkelkind zu Hause geboren werden sollte, war ihr deutlich anzumerken, dass sie ihre Vorbehalte hatte, obwohl sie auf direkte Nachfrage ihres Sohnes stets nur eine Antwort parat hatte: „Na, ihr müsst es ja kriegen, da kann ich gar nichts dazu sagen".

Hebammenhilfe

Störende Personen (hier die Schwiegermutter) bitten, den Geburtsort zu verlassen.

Nachdem ich Simone noch eine Weile beobachtet habe – die Herztöne sind nach wie vor unauffällig – gehe ich zu Thomas und bespreche mit ihm die Sache. Er spricht das aus, was ich mir die ganze Zeit über schon denke: „Dann muss meine Mutter jetzt aus dem Haus. Wir wollen eine Hausgeburt und probieren alles, damit es klappt. Ich gehe gleich zu ihnen".

Eine Viertelstunde später höre ich Autotüren schlagen und Thomas sagt mir, dass seine Eltern zu Verwandten fahren – gegen vier Uhr morgens. „Ich habe mit meinem Vater gesprochen und ihm das mit meiner Mutter gesagt. Er hat es im Großen und Ganzen verstanden. Meiner Mutter habe ich gesagt, dass sich Simone nicht traut, laut zu sein, weil sie sie nicht beim Schlafen stören möchte". Seine Mutter sei zwar aufgeregt gewesen und habe gefragt, ob denn auch wirklich alles in Ordnung sei mit dem Kind. Dann sei sie aber doch ohne Murren gegangen.

Simone sagen wir nichts von diesem Deal. Sie liegt weiter in ihrer Badewanne. Etwa eine halbe Stunde später ist eine Veränderung in Simones Verhalten wahrnehmbar. Sie taucht bei der nächsten Wehe tief in die Geburt ein und bleibt in dieser Tiefe, ohne dass ihre Antennen wieder nach außen fahren. Etwa zwei Stunden später wird das erste Enkelkind dieser Familie in der Badewanne geboren.

Simone lacht, als ihr Thomas das Handy mit den überglücklichen Großeltern am anderen Ende gibt. „Müssen wir jetzt im eigenen Haus über Telefon kommunizieren?", fragte sie amüsiert. Sie konnte kaum glauben, was während der Geburt eine Etage tiefer vor sich ging, „denn ehrlich gesagt, habe ich irgendwann während der Geburt gar nicht mehr an deine Eltern denken müssen, Thomas". „Das irgendwann war vielleicht der entscheidende Punkt", erwidert ihr Mann.

Kommentar

Geburtshilfe ist viel zu multifaktoriell, um immer ausschließlich sagen zu können: Diese und jene Vorgehensweise hat nun zu diesem Ergebnis geführt. Nichtsdestotrotz: Etwas wahrzunehmen, was nicht messbar, schwer erklärbar ist und viel Zeit zum Hinspüren braucht, entspricht so gar nicht der in lineare Funktionen gepressten Geburtsmedizin.

Es braucht vor allem zwei Dinge. Zunächst das Wissen, um was es sich hier handelt: Um eine **Latenzphase**, die keinerlei Unterstützung braucht, oder einen **Geburtsstillstand**, der gleich gut begleitet werden sollte, um eine Pathologie, die in der Hausgeburtshilfe auch die Einweisung in eine Klinik erfordert. Das zweite ist der Mut, dazu zu stehen, wenn es nichts oder nur wenig Handfestes gibt, das sich hier zeigt.

Nun wäre diese Situation in dieser Form in der Klinik nicht aufgetreten, weil dort in der Regel keine Schwiegermütter mit Hausgeburtsvorbehalten eine Etage tiefer schlafen. Doch ähnliche, durch andere Störungen hervorgerufene Situationen gibt es auch in einer Geburtsklinik zuhauf. Mein Vorteil war, dass ich sowohl die Menschen, als auch die häuslichen Verhältnisse sehr gut kannte, und umgekehrt, so dass wir sehr offen und ehrlich damit umgehen konnten.

Bei den Paaren erwächst aus solchen Begleitungen ein Wissen um Zusammenhänge, die aus einer tiefen Quelle zu kommen scheinen und die ihnen einen Zusammenhalt durch das Vertrauen in manchmal schwer zu Fassendes geben.

2.3 Geburtsstillstand in der EP – Fall 3

Fallbeispiel

Carla und Volker erwarten das zweite Kind. Das erste war in der Klinik nach vorzeitigem Blasensprung ohne Eintritt spontaner Wehen bei Einleitung mit Prostaglandingel, PDA, Oxytocintropf und Episiotomie nebst Kristeller-Hilfe geboren worden.

Jetzt planen sie eine Hausgeburt. Sie gehören einer strenggläubigen, protestantischen Freikirche an. Schon beim Erstgespräch ist auffällig, dass Carla ein sehr gehemmter Mensch ist und ihre Gefühle nur schwer artikulieren kann. Sie braucht viel Zeit, um meine Fragen zu beantworten. Ich höre heraus, dass sie immer noch darunter leidet, die Wehenschmerzen nicht alleine gemeistert und Schmerzmittel und Anästhesie benötigt zu haben. Stets ist sie darauf bedacht es „richtig“ – nach den Regeln der Bibel – zu machen. Bei der Anamnese erwähnt sie ein äußerst rigides, strenggläubiges Elternhaus, in dem Körperlichkeit und Sinnesfreude verpönt waren.

Ich sage ihr, dass sich ihre Aussprache für mein Empfinden sehr gequetscht anhöre. Darauf antwortet sie, dass ihr Zahnarzt ihr wegen ihres verspannten Unterkiefergelenks und dem nächtlichen Zähneknirschen schon vor Jahren nachts eine Bissschiene verordnet habe.

Als ich Carla und Volker den embryonalen Zusammenhang zwischen Mund und Muttermund nahe bringe – gleiches Keimblatt – sind sie davon total fasziniert und fragen, wie sich die Mundpartie denn lockern ließe, es sei ja so eine wenig bewusste Sache.

Ich schlage ihr und ihrem Mann vor, sich öfter Komödien anzusehen und überhaupt viel zu lachen, da dies nie schade und sehr gesund sei. Diese „Verordnung“ scheint Carla regelrecht zu brauchen und sie tut ihr Bestes, dieser nachzukommen.

Zur Geburt werde ich schon bei den ersten Wehen gerufen, da Carla den Wehenschmerz gleich als äußerst unangenehm empfindet. Ich stelle mich auf eine lange Geburt ein, der Muttermund ist bei meinem Eintreffen – Carla sitzt in der Badewanne – 2 – 3 cm, bei regelmäßiger, kräftiger Wehentätigkeit, geöffnet.

Carla ist angespannt und deshalb in Sorge um eine Verlegung. Regelmäßig macht sie Lockerungsübungen mit ihrem Mund. Bei MM 5 cm nach sechs Stunden Wehentätigkeit ist ein längeres Plateau mit nachlassender Wehentätigkeit erreicht. Für mich kein Grund zur Besorgnis, da die kindlichen Herztöne gut oszillierten. Carla jammert jedoch, dass sie es nicht schaffen werde und wegen der unerträglichen Schmerzen sofort in die Klinik müsse.

Hebammenhilfe

Carla lässt sich auf den Deal ein, es noch mal mit der Badewanne zu probieren und verschwindet dorthin. Ihr Mann gesellt sich sehr angespannt zu mir und fragt besorgt, wie er ihr helfen könne. Meine Antwort lautet: „Das könnte nun dein wichtigster geburtshilflicher Einsatz werden. Erzähle ihr doch mal dein komischstes Erlebnis, vielleicht auch deinen Lieblingswitz und dann noch ihren Lieblingswitz. Wichtig ist, dass du alles hineinlegst, um sie zum Lachen zu bringen“.

Hebammenhilfe

Entspannung durch Humor und gemeinsames Lachen.

Volker tut sein Bestes: Bald schon höre ich sie beide lauthals lachen. Als ich dieses Lachen höre, weiß ich intuitiv, dass ich sie nicht verlegen werde. Es ist die reine Freude, ihnen zuzuhören. Carla steigt bald aus der Badewanne und kommt jetzt wesentlich besser mit den Wehen klar, die sie jetzt hemmungslos und laut veratmet. Sie sagt, dass sie sich während der Wehe auf das Lachen in der Wehenpause freue und die Schmerzen deshalb nicht mehr als solche wahrnehme: „Ich habe sie für mich anders übersetzt und deshalb komme ich jetzt gut mit ihnen klar“.

Volker und ich strengen uns weiter an, Carla bei guter Stimmung und Laune zu halten und jegliche dunkle Wolke, die bei ihr stimmungsmäßig im Anflug ist, zu verscheuchen. Keine Stunde später ist der Muttermund vollständig eröffnet. Ihr Sohn wird 20 Minuten später geboren.

Kommentar

> **!** Dieser Kniff hört sich sehr einfach und banal an, gehört jedoch zum Schwierigsten meiner ganzen Arbeit. Bei Erfolg zählt er jedoch mit zum Dankbarsten überhaupt, da er Interventionen und Verlegungen überflüssig macht.

Während meiner Klinikzeiten habe ich immer wieder Frauen Spasmolytika oder Schmerzmittel angeboten, denen ich heute mit Humor und gemeinsamem Lachen begegne.

Die **Schwierigkeit** besteht darin, dass es – wie beim positiven Denken auch – nicht damit getan ist, mal zu lachen, sondern über die durch das Lachen ausgelösten physiologischen Veränderungen im Körper zu einer **anderen Einstellung** zu gelangen. Dies geschieht nur, wenn der Humor der Frau exakt getroffen wird.

Manchmal muss ich auch den Partner oder eine Geburtsbegleiterin um Hilfe bitten, denn die einen Frauen mögen Slapsticks, während andere Anhängerinnen eines äußerst feinen oder auch des rabenschwarzen, britischen Humors sind. Jeder kennt die Situation, dass ein einziger Satz, manchmal nur ein einziges Wort, richtig intoniert, eine messerscharfe Situation butterweich werden lässt und die Atmosphäre im Zimmer, vorher zum Zerschneiden gespannt, plötzlich weichgezeichnet ist – und das binnen Sekunden. Genau das habe ich durch Humor und unser aller Lachen bei unzähligen Geburten erlebt, aber niemals in dieser Schnelligkeit und heilsamen, tiefen Wirkung durch die Gabe eines schmerzlindernden, krampflösenden oder anästhesierenden Medikamentes.

Bei der Frau stellt sich durch das Lachen eine tiefe innere Heiterkeit ein, ähnlich wie es das Lachyoga nach einiger Zeit erzielt. Manchmal ist dieser heitere Kern mit einem einzigen Satz zu erreichen, manchmal brauche ich aber auch viele Stunden, um mit einer Frau gemeinsam dahin vorzudringen. Da zeigt sich eine bereits in der Frühschwangerschaft begonnene Hebammenbegleitung stets als riesiger Pluspunkt, da wir uns schon monatelang aufeinander einstimmen und gut kennenlernen konnten.

Als immer wieder einmaliges Geschenk empfinde ich es, wenn ich spüre, dass die Frau ihren tiefen inneren Wesenskern trifft, der ihr jegliche Kraft gibt, die sie zur Geburt braucht. Sie besitzt dann eine unerschöpfliche Energie und eine Verlegung wird in der Regel überflüssig. Inzwischen gibt es viele Begriffe für diesen Zustand: Flow ist einer davon.

> **Quelle**
>
> Das **Lachen als Türöffner** (besser: **Muttermundsöffner**) wird seit Jahrtausenden von Hebammen eingesetzt. In den vergangenen Jahren war es das Verdienst der amerikanischen Hebamme Ina May Gaskin, dass sie diese Tatsache weltweit publizierte und damit wieder ins Bewusstsein vieler brachte. Sie hatte selbst bei Geburten mitverfolgt, dass sich der Muttermund durch ein Lächeln der Frau während einer einzigen Wehe um mehrere Zentimeter öffnete.
>
> Da ich selbst äußerst selten vaginal untersuche, habe ich selbst diese Erfahrung nicht gemacht.

Darüber, dass **Lachen den Blutfluss steigert**, berichteten Wissenschaftler in einem Brief an das britische Magazin „Heart“ (92, 2006, 261). Dr. Michael Müller und seine Kollegen von der University of Maryland in Baltimore haben 20 gesunde Freiwillige (Durchschnittsalter 33 Jahre) lustige Szenen aus Filmen wie „Verrückt nach Mary“ und 48 Stunden später schockierende Kriegs-Szenen aus Filmen wie „Der Soldat James Ryan“ ansehen lassen. Jeweils am Vortag durften die Probanden weder Sport machen noch Alkohol trinken. Vor und nach den 20-minütigen Vorführungen wurde mit Ultraschall die Gefäßweite der A. brachialis gemessen, die sich gut für Referenzmessungen von Veränderungen des Blutflusses im Herzen eignet. Bei 19 der 20 Teilnehmer hatte sich nach den lustigen Filmszenen der Blutfluss verbessert. Die Oberarmarterie war um 22% weiter, als bei den Messungen zuvor. Dagegen war die Gefäßweite bei 14 Probanden nach den schockierenden Filmszenen um 35% enger als vorher. Wie die positive Wirkung des Lachens und der negative Effekt durch die belastenden Filmszenen auf den Blutfluss zustande kommen, darüber können die Forscher nur spekulieren. Möglicherweise würden ausgeschüttete Hormone die Endothelzellen der Arterienwand beeinflussen, schreiben die Wissenschaftler.

2.4 Geburtsstillstand in der EP – Fall 4

Fallbeispiel

Fiona erwartet das erste Kind. Die Schwangerschaft verlief unauffällig. Zur Geburt werde ich um Mitternacht gerufen. Fionas Muttermund ist knapp 5 cm eröffnet, die Wehen kommen in Abständen von 4 – 5 Minuten und halten eine gute Minute lang an. Die Herzfrequenz liegt zwischen 138 und 156 SpM.

Kurz nach meiner Ankunft zieht sich Fiona wieder in die Badewanne zurück und ich suche schon mal alle Sachen für die bevorstehende Geburt zusammen. Kurz darauf wird Fionas Stöhnen lauter und sie steigt wieder aus der Wanne, um umherzulaufen. Da der Druck nach unten stärker wird, bittet sie mich um eine weitere Untersuchung: „Ich brauche ein Erfolgserlebnis". Der Muttermund ist knapp 7 cm eröffnet und butterweich.

In der nächsten Stunde probiert Fiona verschiedene Positionen aus. Sie sucht sich stets die dunkelste Ecke im dämmrigen Zimmer aus und sinkt in der Wehenpause erschöpft aufs Sofa. Ihr Mann Stephan presst Obstsaft für sie und richtet ihr liebevoll einen Teller mit Obst- und Gemüsestückchen. Fiona isst artig, aber eher auf Aufforderung. Insgesamt fällt mir ihre zunehmend mechanische Herangehensweise an die Geburt auf. Diszipliniert veratmet sie Wehe für Wehe, doch die Hingabe an das Geburtsgeschehen ist verflogen. Ich schlage ihr nochmals die Wanne vor und sie befolgt diesen Vorschlag, wie eine Puppe.

Die nächste vaginale Untersuchung zeigt, dass der Muttermund bei 6 – 7 cm eröffnet geblieben ist, jedoch der Rand um den Muttermund herum immer mehr eindickt und straffer wird. Fiona ist zunehmend missmutig. Sehr gereizt fährt sie mich an: „Ich kann den Schmerz nicht mehr aushalten. Mach jetzt irgend was, ich gehe auch in die Klinik, wenn er nur endlich weniger wird".

Hebammenhilfe

Hebammenhilfe

Reichlich Wasser trinken lassen! Unerträglicher Schmerz kann auch ein Durstsignal sein.

Stephan bitte ich, ein großes Glas Wasser für seine Frau zu holen. Ich löse eine kräftige Prise Kristallsalz darin auf und bitte Fiona, es zügig zu trinken. Als sie nach etwa 20 Minuten erneut klagt, dass sie die Schmerzen nicht mehr aushalte, bitte ich Stephan, eine Karaffe mit mindestens einem Liter Wasser zu holen. Fiona trinkt nun nach jeder Wehe einen großen Schluck Wasser. Immer wieder schicke ich sie zwischendurch auf die Toilette, um die Blase zu leeren. Etwa eineinhalb Stunden später hat Fiona fast zwei Liter Wasser getrunken und kommt mit den Schmerzen augenscheinlich viel besser klar. Da kein Anlass bestand, hatte ich seitdem nicht mehr vaginal untersucht – die ersten leichten Presslaute zwischen den Wehentönen zeigen aber einen weit fortgeschrittenen Geburtsverlauf an. Tochter Elisabeth wird eine Stunde später rosig und vital über den intakten Damm ihrer Mutter geboren.

Kommentar

Unerträglicher Schmerz als Durstsignal des Körpers und die Zufuhr von Flüssigkeit, um dem entgegenzuwirken, wird inzwischen auch durch wissenschaftliche Studien bestätigt. Dabei ist dies **altes Hebammenwissen**. Die Salzmenge variiere ich je nach dem Verlangen der Frau, der Außentemperatur und der von ihr abgesetzten Schweißmenge, um den damit verbundenen Salzverlust auszugleichen.

! Generell ist empfehlenswert, eine Frau – auch solche mit kaum vorhandenem Durstgefühl – stets während der Geburt Wasser trinken zu lassen und die Menge zu steigern, wenn der Schmerz als zunehmend unerträglich empfunden wird, solange keine geburtsmedizinischen Gründe dagegen sprechen.

Quelle

Ein australisches Forscherteam der Universität Melbourne fand heraus, **dass Durst den Schmerz verstärkt**. Verantwortlich für die schmerzhaften Konsequenzen eines trockenen Mundes ist eine Prioritätenliste im Gehirn: Treten zwei potenziell gefährliche Erfahrungen gleichzeitig auf, entscheiden zwei Kontrollareale im Gehirn blitzartig, welche davon die schlimmeren Konsequenzen hat. Anschließend modifizieren diese Kontrolleure andere Hirnregionen so, dass das entsprechende Gefühl verstärkt wahrgenommen wird und der Betroffene sich auf jeden Fall zuerst darum kümmert.

Empfindungen wie Hunger, Durst, Schmerz und extreme Temperaturen sind sehr wichtig für das Gehirn, da sie eine Gefahr für Leib und Leben signalisieren. Aus diesem Grund sorgt die Schaltzentrale normalerweise so schnell wie möglich dafür, dass die Ursache des bedrohlichen Gefühls beseitigt wird. Treten jedoch verschiedene solcher Empfindungen gleichzeitig auf, muss es sich also entscheiden, welches Gefühl auf die größere Gefahr hinweist.

Damit wurde im Jahr 2006 das verifiziert, was **seit langem altes Hebammenwissen** zu sein scheint: Viele Jahre zuvor habe ich bereits mehrere alte Hebammen während der Geburt zu ihren Frauen sagen hören: „Trink, dann wird der Schmerz weniger ". „Trinken Sie sich den Schmerz weg". „Spülen Sie den Schmerz mit dem Trinken aus dem Körper".

Auf meine Frage, wie sie darauf kommen, ob dies eher sinnbildlich gemeint und wie dies überhaupt zu erklären sei, zuckten die älteren Hebammen mit den Schultern und gaben an, dass sie dies wiederum von anderen alten Hebammen gehört hätten und sich diese „Weisheit" im Laufe ihrer Berufstätigkeit oft genug bestätigt habe.

2.5 Zervixdystokie bei Z. n. sekundärer Sectio

Fallbeispiel

Anja hat ihr erstes Kind per sekundärer Sectio zur Welt gebracht und kaum noch Erinnerungen an den Geburtsverlauf drei Jahre zuvor. Die jetzige Schwangerschaft habe sie auch auf sich zukommen lassen, da sie das Gefühl hatte, es sei gut, ihren erstgeborenen Sohn nicht als Einzelkind aufwachsen zu lassen. Vor der Geburt hat sie Angst und sie wählt die Hebammenbegleitung mit dem Wunsch nach einer Hausgeburt „eher intuitiv". Ich erkläre dem Paar, dass ich sie aufgrund der vorhandenen Narbe auf die – geringe – Wahrscheinlichkeit eines Gebärmutterrisses hinweisen muss und der Weg in die Klinik dann einen Zeitverlust für Mutter und Kind mit sich bringen könne.

Wir besprechen noch den ersten Geburtsverlauf – 28 Stunden Geburtsdauer, sie kam mit 6 cm Muttermundsweite nach nur vier Stunden Wehentätigkeit und Anbetreuung einer Kollegin zu Hause in die Klinik. Dort eröffnete sie in den ersten zwei Stunden noch auf 7 cm und verharrte dann in dieser Eröffnungsphase. Selbst ein Entspannungsbad, Analgetika, Spasmolytika und schließlich die PDA nebst Oxytocininfusion öffneten den Muttermund nicht mehr weiter. Als schließlich dickgrünes Fruchtwasser bei beginnend silentem CTG abging wurde sie sectioniert.

Die Schwangerenvorsorge verläuft ohne Auffälligkeiten. Ich bitte Anja, bei ihrem Ultraschall in der 23. SSW den Arzt nach der genauen Lage der Plazenta zu fragen und diese dokumentieren zu lassen. Die Plazenta liegt weit von der Kaiserschnittnarbe entfernt. Wie jedes Paar nach vorangegangenem Kaiserschnitt bitte ich sie, mich bei den ersten Wehen anzurufen, damit ich von Anfang an die Wehenkoordination und die Vitalität von Mutter und Kind beobachten kann.

Zur Geburt ruft mich Anja bei einem Muttermund von 6 cm. Sie habe seit zwei Stunden Wehen und habe es auf die eigene Kappe genommen, mich jetzt erst zu rufen. Ich bin ihr nicht böse. Warum auch? Sie ist eine erwachsene Frau. Sie ist informiert und sie hat so entschieden. Zwei Stunden später werden die Wehen deutlich weniger.

Hebammenhilfe

Die Herztöne oszillieren munter. Ich frage, ob ich mit ihrem unruhigen Hund eine kurze Runde drehen soll. Anja und Peter stimmen zu. Auf diesem Spaziergang lasse ich nochmals meine Gespräche mit Anja Revue passieren und tariere ihren Typ aus: Wo liegen ihre Stärken? Wo ihre Schwächen? Was mag sie? Was überhaupt nicht?

Als wir zurückkommen, schläft Peter tief und fest. Anja steht am Fenster und sieht etwas ratlos aus. Die Wehen sind wesentlich weniger und ich vermute, dass der Muttermund in der Weite wie bei ihrer ersten Geburt verharrt.

Wir trinken zusammen einen Tee. Anja hält sich im Gespräch an Oberflächlichkeiten. Sie eiert herum. „Hast du Angst?", frage ich. Die Frage ist ihr unangenehm. „Also ich hatte schon auch eine gewisse Angst vor jeder meiner Geburten", berichte ich, „ich fand es immer wichtig in etwa zu wissen, wovor ich Angst habe, dann ging es mir schon besser".

Bei Anja tut sich etwas. Sie geht mehr in sich, will aber anscheinend nicht mit mir darüber reden. Ich höre nochmal die Herztöne. „Ja, Anja", spreche ich sie an, „da sich ja alles wieder beruhigt hat, fahre ich jetzt wieder nach Hause, wenn das für dich in Ordnung ist. Ich bleibe aber natürlich, wenn du das möchtest oder mit mir noch über etwas reden möchtest".

Anja ist baff: „Du hast mich jetzt gar nicht mehr untersucht." „Ja möchtest du denn, dass ich dich nochmal untersuche?", frage ich sie. „Musst du das nicht tun, bevor du gehst?", will sie wissen. „Warum sollte ich das müssen. deine Wehen erscheinen mir momentan nicht so stark, als dass sie deinen Muttermund öffnen könnten. Oder meinst du, er öffnet sich bei dir bei leichten Wehen?", frage ich nach. Anja ist unschlüssig. „Ich kann dich gerne nochmal untersuchen", schlage ich ihr vor. Sie nickt. Wie von mir vermutet ist der Muttermund 7 cm geöffnet. Der Kopf belastet weniger als bei 6 cm, die Fruchtblase steht wie gehabt.

„Dann gehst du jetzt, wo die anderen damals Aktion gemacht haben: entspannen, entspannen, los aufstehen, los hinlegen, jetzt in die Badewanne, jetzt wieder heraus ... usw.". Anja redet sich in Rage. Diese Seite kannte ich bislang noch nicht an ihr. Nur weiter so, denke ich mir.

Hebammenhilfe

- Sich an Unausgesprochenes herantasten
- Sich nicht nur an das Rationale halten
- Die Körpersprache der Frau beachten
- **Selbstreflexion**: Welche Gefühle kommen bei mir hoch, wenn sich die Frau so verhält? Erinnert mich das an frühere, ähnliche Erfahrungen, die ich mit Frauen gemacht habe? Wenn ja, welche und wie bin ich damit umgegangen?
- Über die Erfahrungen und Gefühle bei der ersten Geburt sprechen
- Zeit lassen
- Raum geben
- Intuition einsetzen
- Schweigen zulassen und aushalten
- „Die Klügere gibt nach" – auch wenn ich mir als Hebamme keiner Schuld bewusst bin – eine Brücke zur Frau bauen
- Offen dafür sein, was sich daraus entwickelt
- Ehrlich über die eigenen Gefühle, die sich daraus ergeben, sprechen
- Der Frau die Gefühle, die sich in mir auftun, spiegeln – über Körpersprache oder über direkte Ansprache – je nach Situation und Frau

„Warum warst du damals eigentlich angespannt?", frage ich sie, nachdem sie ihren Monolog beendet hat, „heute bist du ja eher entspannt". „Hm", zuckt Anja die Schultern. „Wenn du heute entspannt bist, bedeutet das, dass du damals auch hättest entspannen können, es aber aus irgendwelchen Gründen nicht konntest".

Ich rede einfach weiter, weil ich mir denke, auf irgend etwas werden wir schon kommen. Sie möchte anscheinend nicht, dass ich gehe, aber irgendwie müsste ich auch nicht da sein, also bleibe ich mal. Direkt nachzufragen verbietet mir meine Intuition, da sie dann mit Ja oder Nein hätte antworten müssen und sie sich selbst in einer unausgewogenen Situation – schwimmend – befand.

Ich mache es mir in ihrem Schaukelstuhl bequem, da Anja langsam herumläuft. „Warum wird man eigentlich Hebamme?", fragt sie mich. Holla, denke ich mir, da müsste der Hund begraben sein. „Warum wird man es nicht?", frage ich zurück. Sie blickt mich lange an. In mir kommt Mitleid auf, ich weiß nicht warum. Der Faden darf nicht abreißen, wir sind so nahe dran, denke ich mir.

„Bin ich gemein, dass ich zurückfrage und nicht die Frage beantworte?“, richte ich mich erneut an sie. „Nicht gemeiner als diese Tussi von Hebamme, die ich im Krankenhaus hatte. Wie kann man nur Hebamme werden, wenn man so ist?“, schmettert sie mir schneidend entgegen. Ich spiegle ihre Position wider indem ich langsam aufstehe und zu ihr gehe. „Wie ist sie denn gewesen?“, will ich wissen. „Sie hat mir nichts erklärt, das Badewasser war zu kalt und sie hat gesagt, ich könne nicht lange bleiben, weil schon eine andere Frau in der Warteschleife stehe. Sie hat mich grob untersucht und meine Beine festgehalten“, erzählt sie.

„Anja, habe ich dich auch schon einmal verletzt?“, frage ich sie behutsam. „Ja, du warst bei einer Vorsorge mal ein wenig zu ruhig, das war ich gar nicht von dir gewohnt und das hat mich total verunsichert“, berichtet sie. Ich gehe zum Mutterpass und vergleiche den von ihr genannten Termin mit meinem Kalender. „Ich hatte in der Nacht zuvor eine Geburt und war wohl etwas müde. Das ist keine Entschuldigung, Anja, aber ich suche für mich nach einer Erklärung für mein Verhalten. Ich möchte mich auf jeden Fall bei dir entschuldigen. Es hatte nichts mit dir zu tun. Ich war wohl etwas ausgepowert, etwas anderes fällt mir nicht dazu ein“, erwidere ich.

Anja nimmt mich in den Arm und streichelt mein Gesicht: „Weißt du eigentlich, dass mir das so gut tut, was du mir gerade gesagt hast?“, sagt sie, „ich dachte, alle Hebammen sind zumindest latent so wie die eine Hebamme in der Klinik. So besserwisserisch und ignorant.“ „Vielleicht war es bei ihr so, wie bei mir“, entgegne ich, „vielleicht war sie auch einfach ausgepowert. Ich spreche jetzt nicht für die Kollegin, sondern nur für mich und ich wollte nicht mehr in einer Klinik arbeiten, mit Schichtdienst und jeden Tag mindestens einer Geburt. Aber du siehst, auch bei mir gibt es Nachteile. Ich kann nach einer durchwachten Nacht auch nicht immer gleich schlafen gehen, sondern muss Frauen wie dich in einer Vorsorge als zu ruhige Hebamme belästigen und verunsichern“.

Anja drückt mich noch einmal glücklich, knuddelt mich hin und her und sagt: „Das hat mir jetzt wirklich gut getan. Also, dann fahr noch mal nach Hause, ich rufe dich dann, wenn die Wehen wieder stärker werden“.

Zu Hause lege ich mich nicht ins Bett, sondern lese. Ich weiß, warum. Eine dreiviertel Stunde später ruft mich Anja an. Sie habe jetzt wieder kräftige Wehen. Nach meiner Ankunft wird zwei Stunden später Kolja in der Badewanne geboren.

Kommentar

Woran es nur immer hängt, wenn es beispielsweise um **Geburtsstillstände** geht! Anja berichtet mir im Wochenbett auf Nachfrage, dass sie mit Peter vereinbart hatte, mir nicht die Geschichte mit der Kollegin in der Klinik zu erzählen, da es mit mir und dieser Schwangerschaft und Geburt nichts zu tun habe. Nur durch mein stetes Nachfragen und Nachhaken sei bei ihr so ein Knoten geplatzt und das habe ihr gut getan.

„Was wäre geschehen, wenn wir nicht gemeinsam darauf gekommen wären? Hättest du mir während der Geburt davon erzählt?“, frage ich sie. „Wohl eher nicht, ich hätte ja niemals gedacht, dass das so viel ausmacht, dass ich deshalb weniger Wehen bekomme. Wie soll ich also etwas erzählen, von dem ich gar nicht weiß, dass es die Ursache dafür sein kann?. Da kann ich dir ja mein ganzes Leben erzählen. Schließlich ist jeder von uns schon öfter verletzt worden. Ich weiß zumindest, dass ich gefühlt habe, wie sich in mir etwas löst, das war deutlich zu spüren. Wie so ein Knoten, der platzt, nachdem darüber geredet wurde. Und ich weiß jetzt auch, dass es gar nicht gut ist, wenn sich die Frau und die Hebamme nicht richtig kennen“.

Wichtig war mir noch bei Anjas Abschlussbesuch, dass ich ihr und Peter sagte, dass wir Hebammen – wie alle anderen Menschen auch – Fehler und Schwächen haben und diese auch haben dürfen. „Es wird noch öfter vorkommen, dass ich ruhig bin, wenn ich von einer Geburt komme und meine weitere Arbeit mache. **Ich darf nur nicht vergessen, der Frau zu sagen, dass es nicht mit ihr zusammenhängt“**.

2.6 Latenzphase/ Z. n. Spätabbruch (Fetozid)

Fallbeispiel

Bianca meldet sich im dritten Schwangerschaftsmonat zu einem Gespräch an. Sie erscheint zusammen mit ihrem Mann Henri und einem Mutterpass. „Ach, ich dachte, du bekommst dein erstes Kind", frage ich sie. „Wie man's nimmt", antwortet Henri, „unser erstes Kind war sehr krank, das war eine Totgeburt". Bianca schweigt dazu. Ich blättere ihren Mutterpass kurz durch: Spätabbruch, Turner-Syndrom, 29. SSW, steht darin. „Das liest sich sehr traurig ", sage ich.

Bianca sieht mich an und nickt: „Aber es gab keine andere Wahl. Der Arzt hat uns ein Bild gezeigt und gesagt, so sieht Ihr Kind aus. Wollen Sie sich das antun? Und das Bild sah wirklich nicht gut aus. Auf dem Bild war ein Hydrops". „Du meinst auf dem Bild war ein Kind mit einem Hydrops?", frage ich nach. Bianca und Henri nicken stumm.

„Hat er euch das eine Bild gezeigt oder habt ihr noch andere Bilder gesehen?", interessiert mich. „Nein, nur das eine", sagt Henri „und das hat uns wirklich gereicht, weil man gesehen hat, dass das Kind wirklich nicht oder wenn, dann nur schlecht leben kann". „Das war aber nicht euer Kind?" frage ich nach. Bianca fängt an zu weinen. „Nein, das war nicht Jannika", sagt sie, „ich mache mir ja auch die größten Vorwürfe, aber ich war so geschockt. Sie haben uns drei Tage Zeit gelassen, aber das war mir im Nachhinein viel zu wenig. Wenn man unter Schock steht, dann braucht es so viel Zeit, bis man nicht mehr unter Schock steht und die Zeit hatte ich nicht. Ich konnte auch gar nicht sagen, dass ich noch Zeit gebraucht hätte, weil ich das damals gar nicht wusste. Heute weiß ich viel mehr". „Was weißt du mehr?", interessiert mich. „Dass es Mädchen mit Turner-Syndrom gibt, die zum Beispiel Abitur machen und studieren", sagt sie mit tonloser Stimme.

Henri wird das Ganze zu viel: „Was soll die ganze Chose?", kritisiert er, „das ist doch alles entschieden und vorbei. Das war keine schöne Sache. Das soll auch erst mal alles jemand erleben", sagt er mit strengem Blick in meine Richtung. „Ja, da habt ihr nicht so Schönes erlebt", gebe ich ihm Recht. Er lehnt sich zufrieden zurück und berichtet: „Und jetzt kommen wir mit einem neuen Projekt. Und das wollen wir zu Hause bekommen". „Ich kenne mich nur mit Kindern aus"; sage ich.

Henri schluckt und wird dann unruhig. Schließlich traut er sich: „Willst du dich mit mir anlegen?" „Nein", sage ich entschieden und blicke ihn an. „Was willst du dann?", interessiert es ihn brennend. „Bianca hat mir ihr Herz geöffnet. Darf ich deines auch sehen?" Henri lacht laut gellend auf. „Das hat er ja seitdem noch nicht einmal mir gezeigt", meldet sich nun Bianca zu Wort. Henri wirkt ungehalten. „Was wollt ihr Weiber eigentlich? Seid ihr doof oder was? Da gibt es eine glasklare Sache. Da gibt es ein todkrankes Kind. Da gibt es Ärzte, die uns dabei geholfen haben ...". „Wobei?", falle ich ihm ins Wort. Henri fährt von seinem Stuhl auf und sieht mich entsetzt an. Lange sehen wir uns an. Schließlich setzt er sich und schüttelt nur noch den Kopf.

Wir schweigen eine Ewigkeit. Schließlich fragt Bianca: „Begleitest du mich bei meiner Hausgeburt?". „Selbstverständlich", antworte ich.

Hebammenhilfe

Biancas Schwangerschaftsverlauf ist physisch unauffällig. Psychisch gerät sie immer wieder in Krisen. Sie vergleicht ihre erste Schwangerschaft mit dieser, vereinbart einen Termin zum Ultraschall, weil sie „Gewissheit" möchte und „vergisst" ihn dann einzuhalten.

Manchmal ruft sie jeden Tag an und bespricht mit mir ihre Empfindungen bezüglich der Kindsbewegungen: „Meinst du, ich könnte mich da irren, oder kann es sich jetzt wieder bewegt haben?". Wir sehen uns öfter, weil sich Bianca dann sehr schnell mit unserem Ritual beruhigt: Ich lege zunächst meine Hände auf ihren Bauch und sie dann ihre. Dann berichtet sie mir, was sie gefühlt und gespürt hat und wir tauschen uns aus. Ich maße mir keine Bewertung an. Warum auch? Jeder trägt die Wahrheit in sich. So gewinnt Bianca immer mehr Sicherheit. Henri schleicht derweil in sicherer Entfernung um uns herum. Bewachung ohne Annäherung.

Eine harte Bewährungsprobe für uns alle wird die 28. SSW, in der beide in der letzten Schwangerschaft erfahren hatten: Ihr Kind hat das Turner-Syndrom. Bianca ruft mich mindestens dreimal täglich an. Wir sehen uns alle zwei Tage, wobei sie tägliche Begleitung wünscht. Ich biete ihr die Möglichkeit an, dass eine weitere Hebamme mit begleitet und wir uns dann täglich abwechseln, doch das möchte Bianca nicht, da sie Kontinuität wünscht.

Bianca weint und weint um ihr totes Mädchen, während wir unsere Hände auf den Bauch legen und beim Geschwister sind. Henri beobachtet interessiert das Geschehen weiterhin aus sicherer Entfernung. Beide entscheiden sich gegen einen Ultraschall. „Das halte ich nicht noch mal aus", sagt Bianca. Henri schweigt.

Die Wehen fangen am Geburtstermin an und dauern, jeweils etwa 30 Sekunden lang, den ganzen Tag an. Abends ist Bianca erschöpft. Ich halte sie im Arm. Sie weint lange.

Hebammenhilfe

Warme Decken und Wärmflaschen zur Beruhigung und Schmerzlinderung bei einer erschöpften Frau mit kurzen, häufigen Wehen.

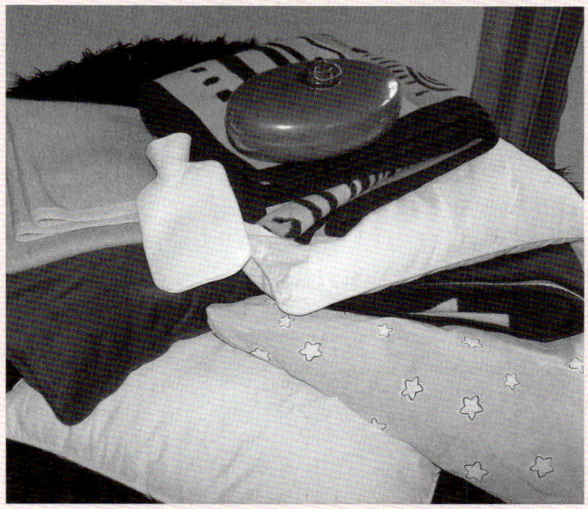

Abb. 2.2 „Wärmepackung" zur Beruhigung und Schmerzlinderung (Foto nachgestellt)

Danach packe ich Bianka mit warmen Decken und Wärmflasche ins Bett. Sie schlummert fast drei Stunden selig. Dann wacht sie wegen Blasensprung auf. Der Muttermund ist auf 6 cm eröffnet und sie veratmet die Wehen im Umherlaufen.

Als sie in die Übergangsphase geht, fange ich an zu frösteln. Biancas Blick ist nach innen gekehrt, auf eine ungewöhnliche Art. Sie blickt zur Decke und fragt: „Bist du da, sag, bist du da? Sag, wo bist du? Ich bin da ..." usw. usw. Henri sieht mich entgeistert an. „Ich glaube, sie spricht mit Jannika", sage ich. Henri setzt sich auf den Boden. Das Zimmer ist abgedunkelt. Ich meine, er weint.

Bianca läuft umher, die Wehen werden weniger. Sie nimmt den Blick nicht von der Decke. Sie sucht ihr Kind und spricht mit ihm. Sie wird immer unruhiger und ich mit ihr. Langsam gehe ich auf sie zu und berühre sie. Schließlich nehme ich sie in den Arm und halte sie sehr fest. Ein bisschen halte ich mich auch an ihr fest, weil ich nicht weiter weiß.

„Was machen wir jetzt?", frage ich in den Raum hinein. „Meinst du, sie kann mir verzeihen?", fragt mich Bianca. Ich könnte schreien in diesem Moment, vor Schmerz und vor Wut. Ich habe das Gefühl, als ob ich Jannika sei. Henri höre ich schluchzen. „Warum hast du sie eigentlich abtreiben lassen?", frage ich sie. „Ich habe sie nicht abtreiben lassen, ich habe sie töten lassen und dann wurde ihre Geburt eingeleitet", antwortet Bianca.

Und jetzt, wo ich mich an Jannikas Statt fühle, fällt es mir wie Schuppen von den Augen: „Kannst du ihr verzeihen?", frage ich Bianca. Sie schaut erst verdutzt, dann schreit sie auf einmal „ja, ja, verdammt noch mal, ja, das ist es, verdammte Kacke, warum musste das gerade mir passieren, warum? Warum konnte sie kein normales Kind sein, warum musste sie mich damit so verletzen, warum nur?“

Bianca ist erschöpft und legt sich aufs Bett. Sie veratmet eine leichte Wehe. Ich fasse an ihre Füße und ziehe ihr Socken über. Von Henri höre ich nichts.

„Warum habe ich dieses Gefühl?“, fragt mich Bianca. „Es wird das Ego sein“, sage ich, „ja, so hört es sich an. Die Verletzung, dass das Kind nicht dem Durchschnitt, nicht der Norm entsprochen hat“. „Und wie kann ich ihr verzeihen?“, will sie wissen. „Indem du sie annimmst. Mit Haut und Haaren und ohne Vorbehalte“, antworte ich.

Bianca bittet Henri ein Bild von Jannika zu holen. Weiß und stumm liegt sie da. Ich sehe keinen Hydrops. Das Bild ist auch unscharf. Wir zünden Kerzen an, Bianca veratmet eine leichte Wehe. Schließlich kniet sie nieder, Henri bleibt auf dem Bett sitzen. „Liebste Jannika“, sagt sie, „wenn ich damals das gewusst hätte, was ich heute weiß, dann hätte ich dich leben lassen können. Das ist keine Ausrede und das ist keine Entschuldigung. Ich bin deine Mama und will es immer bleiben“.

Eine kräftigere Wehe zwingt sie zum tiefen Atmen. Als sie vorbei ist, fährt Bianca fort: „Ich wünsche mir von ganzem Herzen von dir, dass du mir verzeihen kannst, was ich dir angetan habe“. Bianca ist erstaunlich gefasst. Sie blickt fest auf das Bild ihrer Tochter. Ihr Mann zieht sie schließlich zu sich heran, während beide weinen und Bianca dazwischen kräftige Wehen veratmet. Ich höre die akkuraten Herztöne. 15 Minuten später ist Leni da.

Weiterer Verlauf

Die ersten Tage nach der Geburt sind Bianca und Henri im vollen Glückstaumel und freuen sich über Leni. Später sprechen wir noch einmal über die Geburt. Bianca ist der Meinung, dass sie eine solche Begleitung schon während Jannikas Schwangerschaft gebraucht hätte.

Kommentar

Eine erschöpfte Frau mit kurzen, frequenten Wehen mütterlich in **warme Decken** und mit **Wärmflasche** versorgt einzuhüllen ist erfahrungsgemäß ein sehr wirksames Beruhigungsmittel. Wichtig ist dabei, **die Frau vorher „herunterkommen“ zu lassen**: Mittels eines Gesprächs und/oder über Körperkontakt und Massagen.

> **!** Die Wärmflaschen werden dann gezielt an die Stellen gelegt, an denen die Frau den Schmerz als unerträglich empfindet.

Manchmal muss man dabei aufgrund der Menge auf die Wärmflaschen von Nachbarn und Freunden zurückgreifen. Die in ihrem Circulus vitiosus des Schmerzes gefangene und damit verkrampfte Frau entspannt dadurch zusehends, da durch die Erwärmung der Haut über 40 °C die Wärmerezeptoren den Schmerz blockieren. Das hochwirksame Beruhigungsmittel wird damit zu einem äußerst **effektiven Schmerzmittel**.

Eine sehr verspannte Frau, die nichts mehr an sich heranlassen möchte, auch kein warmes Entspannungsbad, erlebt durch den **hüllenden Charakter** eine zusätzliche Stärkung, als sie sie rein durch die Wärmeanwendung „erfährt“. Manche Frauen lieben es, stundenlang in diesem Wärmeberg zu bleiben, werfen dann plötzlich alle Decken von sich und schieben gestärkt ihr Kind in der tiefen Hocke heraus. Anderen reichen wenige Minuten darin, um sich besser zu fühlen.

Wird dies damit nicht erreicht, ist die Frau vorher nicht genügend an sich „herangeführt“ worden. Eine sehr angespannte Frau „nur“ in warme Decken und Wärmflasche zu hüllen wird deshalb nicht immer ausreichen.

Bianca erlebte währenddessen eine **Latenzphase**. Diese verläuft bei manchen Frauen auch leise, still und heimlich. Nach außen wirkt es protrahiert, während sich in der Frau Überwältigendes abspielt.

> **!** Die Latenzphasen als solche zu erkennen und zu begleiten – manchmal schweigend, manchmal aktiv unterstützend – und nicht mit einem Wehentropf zu stören, ist Hebammenkunst.

Frauen und Paare mit dem Befund **Fetozid** kann ich deshalb begleiten, weil ich sie nicht verurteile für ihr Tun. Ich maße mir nicht an zu sagen, was sie anders oder besser hätten machen können. Wenn sie dies hätten tun können, hätten sie es ja gemacht.

Nichtsdestotrotz spürte ich, als ich an Jannikas Stelle trat, deutlich den Schmerz des Kindes, dass die Mutter es nicht angenommen, sondern wie ein Stück Obst, das eine Macke hat, aussortierte. Wichtig ist, dies als Geburtsbegleiterin zu erkennen und nicht als Kindsvertreterin verletzt die Geburt weiter zu begleiten und Bianca für ihr Tun mehr oder weniger direkt zu bestrafen.

Dem Paar gegenüber spreche ich auch aus, dass ich aufgrund meiner Erfahrungen mit betroffenen Paaren Spätabbrüche und Fetozide eher ablehne, weil mir diese schon mehrfach zeigten, dass der vermeintlich einfache Weg oft der grausamste ist und nicht selten eingeschlagen wird, weil die geburtshilflichen Begleiter es nicht aushalten, den Weg der Fragwürdigkeiten und Untiefen, die uns das Leben manchmal aufträgt, zusammen mit den uns Anvertrauten zu gehen. Mensch zu sein bedeutet für mich auch das **Annehmen, Aushalten und Begleiten von Schicksalsschlägen**, die durch medizinische Eingriffe keinerlei Verbesserung erfahren, sondern ganz im Gegenteil die Frauen in schlimmste Gewissensnöte und Depressionen katapultieren, wie die Berliner Hebamme und Dipl.-Psychologin Bettina Strehlau in ihrer Untersuchung über das seelische Befinden von Frauen nach einer Spätabtreibung herausgefunden hat: Keine dieser Frauen ist nach ihrem Spätabbruch als seelisch gesund einzustufen.

Dies deckt sich auch mit meinen Erfahrungen bei der Begleitung von Frauen mit Z.n. Spätabbruch.

Als Hebamme gelingt es mir durch den authentischen Umgang damit – ich begleite ehrlich und wenn es sein muss auch mal unbequem (so würde ich z.B. auch die Begleitung einmal ablehnen, wenn ich mich darin nicht gut fühlen würde) – mein Gleichgewicht zu halten, da die vermeintliche „Kundenfreundlichkeit", d.h. alles meinen aushalten zu müssen, was die Eltern wünschen, **Burn-out** fördert.

2.7 Herztonkontrolle

Fallbeispiel

Anette erwartet das erste Kind und wünscht eine Hausgeburt. Ihr Mann Harald ist strikt dagegen und schimpft als sie zum Gespräch in die Praxis kommen über „die Rückkehr ins Steinzeitalter, wenn sein Kind zu Hause geboren wird". Die Stimmung ist gereizt. Die Bände der Qualitätssicherung in der außerklinischen Geburtshilfe (QUAG e.V.) hat Harald zuvor als ideologischen pseudowissenschaftlichen Kram abgetan. Er will mich aus der Reserve locken, indem er mir versucht vorzuwerfen, dass ich mit meiner Hausgeburtshilfe Frauen und Kinder in gefährliche Situationen treiben würde. Ich schweige dazu, schließlich habe ich meine Arbeitsweise vorgestellt und auf die Qualitätssicherung meiner Arbeit hingewiesen. Wenn er dies als ideologisch bezeichnet, kann ich mich auf den Kopf stellen und mit den Zehen wackeln, weil er sowieso nur an das glaubt, an das er glauben will.

Ich schweige und warte interessiert, wie beide dieses Dilemma lösen, denn das Problem gehört zum Paar und nicht zu mir. Seine Frau ist zutiefst getroffen und schimpft ihn einen Ignoranten, der das Kind ja nicht zur Welt bringen muss. Er hält dagegen, dass es auch sein Kind sei und er es nicht ertragen könne, wenn es durch fehlende Technik Schaden nimmt. Die Luft ist zum Schneiden scharf. „Was soll ich bloß tun?", fragt Anette mich über Haralds Kopf hinweg. Okay, denke ich, jetzt bin ich dran, das ist ein klarer Auftrag von der Frau an mich.

Hebammenhilfe

„Jetzt fühlen wir erst mal zu eurem Kind", sage ich und ernte ein höhnisches Lächeln von Harald. „Wie willst du denn das fühlen?", fragt er von oben herab, „wir sind erst in der 16. SSW und du hast" – er sieht sich herablassend in der Praxis um – „hier anscheinend auch kein Ultraschallgerät stehen". „Da hast du recht", pflichte ich ihm bei, „aber ich sagte, dass ich fühlen möchte und das kann meines Wissens kein Ultraschallgerät".

Er schweigt, sieht dabei etwas genervt auf den Bauch seiner Frau und ich nehme bedächtig Kontakt zum Kind auf. Es liegt eng zusammengerollt in der linken unteren Bauchraumecke und dehnt sich nach wenigen Minuten wohlig aus, streckt sich und begleitet meine Hand in Richtung Bauchmitte, während bei Anette leise die Tränen anfangen zu kullern. Harald ist ebenfalls berührt. Gebannt sieht er auf die Rundung. „Der Bauch verändert sich ja", stößt er fasziniert hervor „der sieht ja ganz anders aus. Nicht mehr so angespannt und eckig, sondern weicher. Auch die Haut ist irgendwie anders. Als ob du mit Weichzeichner arbeitest", stößt er ungläubig hervor.

„Vergiss nicht", erinnere ich ihn, „dass ich nicht fotografiere und keinerlei Technik dafür benutze, sondern lediglich meine Hände im Zusammenspiel mit deiner Frau und deinem Kind arbeiten lasse". Harald nickt nachdenklich und sieht dann seine Frau an. „Warum heulst du eigentlich", will er etwas unbeholfen wissen. „Weil ich unser Baby das erste Mal gespürt habe", sagt sie eher traurig als freudig. „Und warum freust du dich nicht darüber?", will er wissen. „Weil ich traurig darüber bin, dass ich deutlich gespürt habe, wie eng es das Baby im Bauch hat und welche Weite es haben könnte, wenn ständig die Hände der Hebamme darauf liegen würden", erklärt sie.

„Und das kann ich euch nicht geben", entgegne ich. „Was?", will Harald wissen. „Ja, dass ich euch permanent die Weite gebe, die ihr gemeinsam mit eurem Kind finden könntet", antworte ich. Während Anette verstehend nickt, versteht Harald nur Bahnhof. „Was für eine Weite könnten wir finden?", will er wissen.

Ich bitte ihn seine Hände auf den Bauch zu legen und zeige ihm, wie er über die Außenkante seiner Hand zunächst langsam Kontakt herstellt, dann langsam die ganze Handfläche auflegt und bald darauf seine zweite Hand dazu nimmt.

Deutlich ist zu sehen, wie Anette und das Kind sich zurückziehen, während Harald „ein leichtes Gerumpel" spürt und stolz darüber ist. Ich bitte ihn, sich den Bauch anzusehen und er ist erstaunt, wie hart und eckig er binnen einer Minute wieder geworden ist. Er sitzt nachdenklich da und bittet mich „die Weite wiederherzustellen".

Der Bauch verändert sich wieder binnen kürzester Zeit, wird weich und rund. Deutlich ist Harald anzumerken, dass es in ihm arbeitet. Er schweigt, als Anette mich um einen Vorsorgetermin bittet. Bei dieser Vorsorge sagt sie vollkommen entspannt: „Harald sagt, dass er mir und dem Kind nicht mehr im Weg stehen will und er meinte, du hättest ja auch ein CTG".

Als mich Harald fünf Monate später zur Geburt seiner Frau ruft, bitte ich ihn ausdrücklich, mein CTG-Gerät aus dem Auto zu holen und das Verlängerungskabel aus seinem Keller nicht zu vergessen. Ich bitte ihn darauf zu achten, dass das CTG stets neben mir und seiner mobilen Frau zu stehen habe, damit ich bei Auffälligkeiten sofort die Möglichkeit der Dauerüberwachung habe und das Verlängerungskabel selbstverständlich dabei nicht zu vergessen. Äußerst gewissenhaft führt Harald diese Aufgabe durch und ist damit voll und ganz beschäftigt.

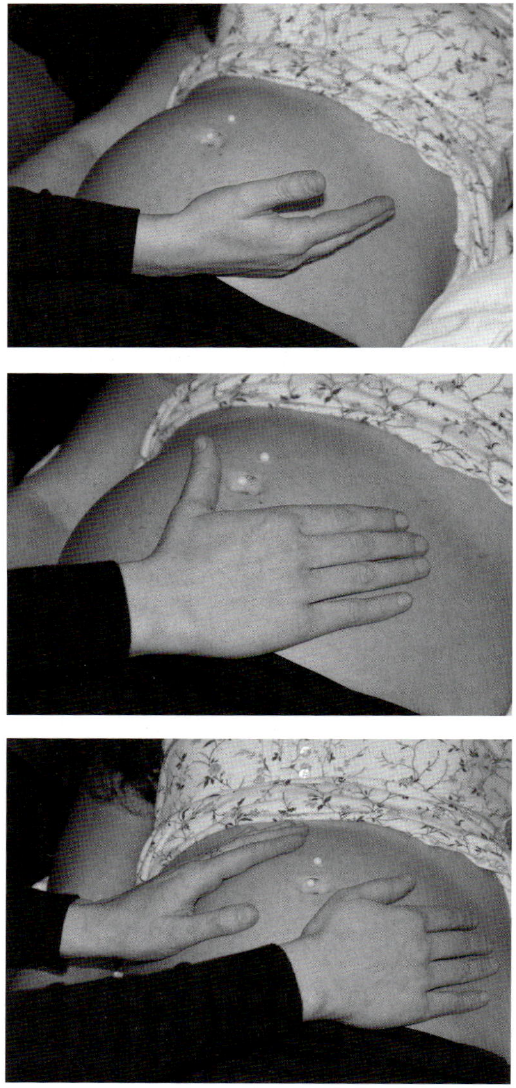

a b c

Abb. 2.3 a, b, c Kontaktaufnahme mit dem Kind (Foto nachgestellt)

Hebammenhilfe

CTG-Gerät zur Beruhigung des Vaters bereitstellen.

Ich höre mit dem Doptone regelmäßig die Herztöne ab und achte dabei auf die Oszillation. Ein stets nur kurzes Hören der Herztöne, ohne die Möglichkeit deren Bandbreite zu erfassen, ist mir zu dürftig. Im Geburtsbericht vermerke ich die gehörte Frequenz, z. B. 132 – 148 SpM oder 122 – 124 SpM. Dabei ist im Verlauf ersichtlich, ob das Kind zwischendurch eingeengte oder silente Phasen erlebt und zusammen mit zahlreichen anderen Faktoren, wie der Atmung der Frau, ihrem Anspannungsgrad während der Wehe und ihrem Entspannungsgrad während der Wehenpause, eröffnet sich damit die **Gesamteinschätzung**, ob es sich – wie gewöhnlich – um eine physiologische oder – selten – um eine pathologische Geburt handelt.

Eine große Ruhe liegt trotz dieser ganzen Aktivität über allem. Anette schenkt uns allen eine Bilderbuchgeburt. Als mir ihr Mann hilft die Sachen nach der Geburt im Auto zu verstauen, sagt er: „Jetzt hätte ich mir die ganze Rennerei wegen des CTGs auch schenken können. Wir haben es ja gar nicht gebraucht". „Aber ja", antworte ich, „sonst hätte ich es dich doch nicht holen lassen". Harald versteht nicht. „Oder hat es dich nicht beruhigt, das CTG immer neben deiner Frau zu wissen?" Er nickt verstehend.

Kommentar

Sowohl in uns Hebammen, als auch in Ärzten und Paaren ist der **Glauben an die Sicherheit durch eine technische Geburtsüberwachung** zutiefst verwurzelt. Dabei wurde diese vermeintliche Sicherheit bei einem unauffälligen Geburtsverlauf nie wissenschaftlich bestätigt. Ganz im Gegenteil herrscht inzwischen Konsens darüber, dass ein Zuviel an technisierter Geburtsüberwachung zu einem Zuviel an Interventionen führt, was ja Anette auch für sich befürchtete. Auch entsteht der von uns allen so gefürchtete **sauerstoffmangelbedingte Hirnschaden** nur zu etwa 10 % während der Geburt und auch dann nur durch extrem seltene Notfälle ausgelöst, wie einem Nabelschnurvorfall mit Kompression, einer Insertio velamentosa nach Blasensprung und Einriss der Eihäute in eines der Gefäße oder einer vorzeitigen kompletten Plazentalösung.

Quelle

Blair E, Stanley LJ. Intrapartum asphyxia: a rare cause of cerebral palsy. J Pediatr 1988; 112: 515 – 519

Verstärkt werden kann eine antenatale Störung allerdings durch eine **intrapartale Hypoxie**, z. B. bei einer schweren intrauterinen Wachstumsretardierung, einer intrauterinen Infektion oder bei echter Übertragung. Da jedoch beim Erkennen dieser Störungen die Schwangere oder Gebärende sofort von Hebammenseite an die ärztliche Geburtsmedizin weitergeleitet wird, stellt dies in der Regel kein Problem dar.

Altes Hebammenwissen

Ich habe mir in den vergangenen Jahren von verschiedenen **alten Hausgeburtshebammen** ausführlich erklären lassen, wie diese früher vorgegangen sind. Zunächst einmal kannten sie „ihre" Frauen und Kinder von Anfang der Schwangerschaft an. Sie waren in gutem Kontakt mit ihnen. Sie maßen die Herztöne beim Hören mit dem **Pinardrohr** und ich war immer wieder begeistert, wie genau sich die mit dem Doptone ermittelte Herzfrequenz mit der per Pinard gehörten Frequenz deckte.

Sie stellten die Frequenz auch der **Wehenstärke** gegenüber, die sie der Frau ansahen oder per Handauflegen maßen – dabei erfassten sie auch, ob der ganze Bauch hart wurde. Weiter stellten sie diese ganzen Parameter der **gesamten Dynamik des bisherigen Geburtsverlaufs** gegenüber und „rochen und schmeckten" damit, ob hier alles im grünen Bereich war oder Vorsicht geboten war.

Jenseits dieser ganzen Parameter gab es jedoch noch einen, den die technische Geburtsüberwachung nicht in diesem Maße wiedergeben kann: **Der Klang der Herztöne**. Dieser werde oft von Ärzten mit dem Rhythmus verwechselt, erzählten mir die alten Kolleginnen. Dabei kämen ihnen nur die Tränen, wenn sie die Klangqualität der Herztöne per Hörrohr mit der Einheitsableitung per Ultraschallwellen verglichen, die mittels Oszillationseinschränkung oder Dezelerationen Besonderheiten aufzeichnen könnten, während die Reaktion des Kindes meist viel besser über die Klangqualität seiner Herztöne festgestellt werden könne.

Seit längerer Zeit übe ich mich, neben dem üblichen Hören mit dem Doptone, im **achtsamen Hören** und ich ahne immer mehr, was die alten Hebammen für einen Schatz von Informationen schon teilweise mit in ihre Gräber genommen haben. Leider! Ich kann aber schon sagen, dass das Pinardrohr beim achtsamen Hören der technischen Geburtsüberwachung gegenüber zwar unbequemer sein mag, aber keineswegs unterlegener ist.

Oder wie es eine inzwischen pensionierte Klinikhebamme im Kreißsaal der UFK Würzburg einmal erzählte: „Als uns unser früherer Chef so um 1971 das erste CTG in den Kreißsaal stellte, machte er es wohl nur, weil es auch die anderen großen Kliniken alle machten. Er misstraute dem Kasten sehr. Deshalb wurden alle Hebammen und Hebammenschülerinnen angewiesen, im regelmäßigen Abstand, wie es schon vor der Einführung des CTGs üblich war, die Herztöne mittels Pinardrohr zu hören und diese wie gehabt neben der CTG-Aufzeichnung zu dokumentieren. Erst als er festgestellt hatte, dass das CTG das ableitete, was wir auch hörten, gab er die Anweisung, dass wir ab jetzt nicht mehr mit dem Pinardrohr zusätzlich hören mussten, sondern uns nur noch auf das CTG verlassen durften."

2.8 Oszillationsverluste im CTG

Fallbeispiel

Ulrike und ihr Mann Heinz planen bei ihrem vierten Kind eine Hausgeburt. Die drei vorangegangenen Geburten fanden spontan in der Klinik bzw. in einem Geburtshaus statt. Die Schwangerschaft ist unauffällig.

Drei Tage über Termin ist das CTG über die gesamte Phase eingeengt, bei einer durchschnittlichen Baseline von 140 SpM. Das Kind reagiert ungewohnt träge, ja sachte und vorsichtig auf meinen Kontakt. Wir vereinbaren ein weiteres CTG für die Abendstunden.

Da auch dieses wieder eingeengt ist und das Kind ebenso träge auf meinen Kontakt hin reagiert, schicke ich Ulrike zur Abklärung in die Klinik und gebe der diensthabenden Hebamme Bescheid. Von meinem Gefühl her, d. h. von der trägen Kindsreaktion her rechne ich mit einem auffälligen Dopplerbefund und vermute eine Einleitung spätestens am nächsten Morgen.

Drei Stunden später ruft mich Ulrike an. Sie habe gerade einen Blasensprung gehabt, aber noch keine Wehen und sei wieder aus der Klinik entlassen. „Sie haben mich drei Flaschen Wasser trinken lassen, daraufhin war das CTG etwas besser und ebenso der Doppler", berichtet sie und „ich möchte auf jeden Fall eine Hausgeburt, sonst hätte ich mich ja nicht wieder entlassen lassen. Kommst du?"

Hebammenhilfe

Ich fahre zu ihr nach Hause mit dem Gefühl „da ist etwas" (ich dokumentiere dies auch so in meiner Karteikarte) und frage mich, was Doppler und Ultraschall nicht sehen. Bei meiner Ankunft ist die Portio fast verstrichen und sakral zu tasten, der äußere Muttermund ist für einen Finger einlegbar, der innere Muttermund geschlossen, der Kopf schwer abschiebbar im BE. Ulrike zeichnet und es geht klares Fruchtwasser ab.

Das **CTG** zeigt das mir bekannte eingeengte CTG-Muster und ich bespreche mit dem Paar, dass ich es deshalb weiterschreiben lasse. Ulrike gibt an, dass das Kind die letzte halbe Stunde in der Klinik etwas wacher gewesen sei. Aus Angst vor einer weiteren Klinikeinweisung trinkt Ulrike nun ständig Wasser. Die Wehen setzen spontan und kräftig ein, so dass der mediosakrale Muttermund eine Stunde später auf 3 cm eröffnet ist und der Kopf während der Wehe diesen sehr gut belastet.

Wenig später zeigt sich die erste Dezeleration I. Grades nach einer sehr starken und langen Wehe. Nach einer längeren Phase, in der das CTG weiterhin eingeengt bleibt, treten die Dezelerationen I. Grades aufgrund der stärkeren Wehentätigkeit gehäufter auf. Der Muttermund hat sich in der letzten knappen Stunde auf gut 5 cm geöffnet.

Hebammenhilfe

- Achtsames Beobachten aller Vorgänge
- Reflexion der eigenen Gefühle
- Ggf. Hinzuziehung eines Gynäkologen bzw. Klinikeinweisung

Da das CTG nun einen deutlichen Übergang in Richtung Silenz zeigt, die Wehen frequent alle 2–3 Minuten auftreten und von Ulrike ausreichend Wasser getrunken worden war, möchte ich nicht weiter abwarten und bespreche mit dem sehr enttäuschten Paar die **Verlegung**: „Hinterher sind wir alle schlauer. Mein Gefühl sagt mir klipp und klar, dass diese Geburt in die Klinik gehört. Und zwar aus zwei Gründen: Keiner kann abschätzen, wie lange diese Geburt noch dauern wird. Zum anderen, weil ich deutlich spüre, dass da irgend etwas ist", bestehe ich auf meinem Entschluss.

Weiterer Verlauf

Knapp zwei Stunden später wird das Kind in der Klinik spontan und lebensfrisch mit einem echten Nabelschnurknoten wenige Zentimeter vom Nabelschnuransatz entfernt geboren. Das Paar verlässt ambulant die Klinik. „Der diensthabende Arzt", berichtet der Vater beim ersten Hausbesuch, „hat dir extra die Nabelschnur länger dran gelassen, damit du ihn siehst, den echten Nabelschnurknoten". Die Eltern schwanken zwischen Glück und Verstörtsein. „Es waren deutliche Anzeichen dafür da und wir haben darauf reagiert", erwidere ich.

Kommentar

Diese Situation zeigt deutlich, dass ein **echter Nabelschnurknoten** in der Regel rechtzeitig „Zeichen" zu setzen scheint, wenn er dabei ist sich zuzuziehen – sofern genau beobachtet wird, nicht nur aufgrund der eingeschränkten Oszillation, sondern auch durch das Kind, das träge und vorsichtig reagierte.

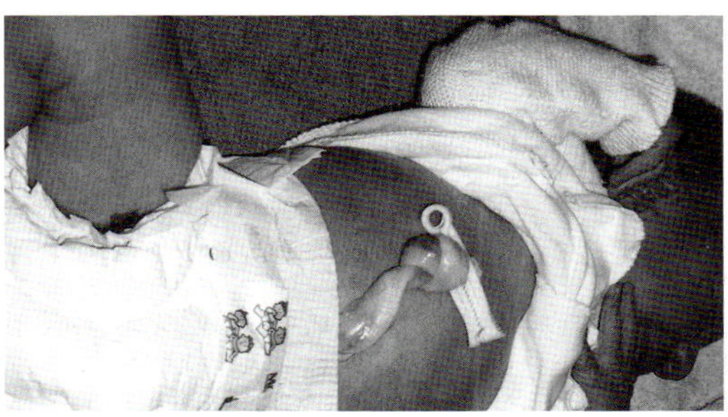

Abb. 2.4 Enger zugezogener Nabelschnurknoten mit auffälligem CTG (Fallbeispiel)

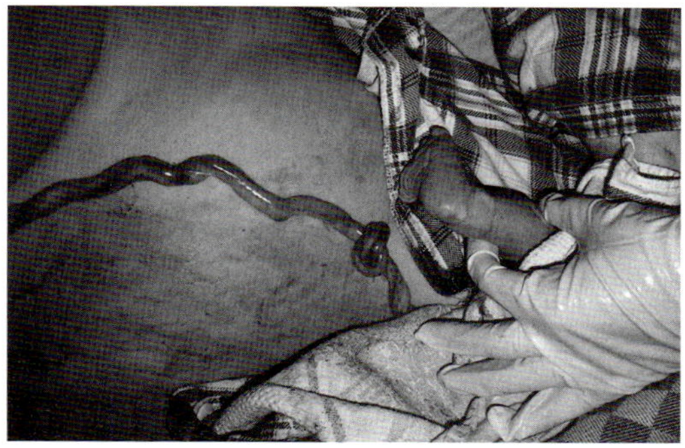

Abb. 2.5 Locker geschlungener Nabelschnurknoten als Zufallsbefund nach der Geburt, keine Beeinträchtigung des Kindes

Meist ist es ein **zufälliger Befund**, den wir Hebammen beim Abnabeln „entdecken": Locker geschlungen und kräftig pulsierend, sonst hätte er bei der Herztonkontrolle Auffälligkeiten gezeigt – in Form von Dezelerationen und/oder der Oszillation.

Der Knoten im beschriebenen Fallbeispiel war wesentlich fester geschlungen und das Herztonmuster zeigte Oszillationsverluste.

> **!** Auf die Oszillation gilt es genauer zu achten, als auf die Baseline.

Dafür braucht man nicht unbedingt ein CTG, es erleichtert aber die Arbeit und es dient – leider immer noch – eher als Beweis bei eventuellen juristischen Auseinandersetzungen, als die handschriftliche Dokumentation.

Die **Eltern informiere** ich selbstverständlich auch darüber, dass es für mich meist um juristische Aspekte geht, wenn ich – etwa einmal pro Jahr – eine Geburt mit Dauer-CTG begleite, weil Baseline und/oder Oszillation grenzwertig auffällig sind.

2.9 Moderate fetale Bradykardie in der AP

Fallbeispiel

Svenjas Schwangerschaft verläuft unauffällig. Sie hält sich mit einem leichten Fitnessprogramm die letzten Wochen der Schwangerschaft fit. Sie schwimmt fast täglich, sauniert zweimal die Woche und macht lange Spaziergänge.

Zur Geburt ruft mich das Paar am frühen Abend. Der Muttermund ist 6 cm eröffnet. Die Portio ist verstrichen und der Kopf ist fest im Beckeneingang. Die Pfeilnaht tastet sich quer.

In den nächsten zwei Stunden ist der Muttermund vollständig eröffnet. Svenja ist sehr mobil und wechselt ständig ihre Geburtspositionen. Nach ihrer zweiten Presswehe bittet sie ihren Partner Mike Wasser in die große Eckbadewanne einlaufen zu lassen. Die ihr angenehme Temperatur beträgt etwa 34 °C und sie schiebt in der Hocke kräftig mit. Die Herzfrequenz beträgt 117 bis 138 SpM, außerhalb der Wehe gehört. Nach der nächsten Wehe höre ich wieder und stelle eine Herzfrequenz von 92 bis 102 SpM nach der Wehe fest.

Hebammenhilfe

Hebammenhilfe

- Achtsames Beobachten aller Vorgänge
- Reflexion der eigenen Gefühle
- Episiotomie, wenn das Kind eine mangelnde Fitness zeigt (z. B. wenn es kaum oder keinen Kontakt zur Hebamme aufnimmt)

Svenja legt sich von sich aus entspannt auf die Seite. Ich bitte in Seitenlage um eine Untersuchung. Der Kopf ist knapp auf Beckenboden zu tasten. Ich nehme über meine Hände Kontakt zum Kind auf. Es reagiert sehr zügig, streckt seine Beine etwas aus.

„Wie geht es dir?", möchte ich von Svenja wissen. „Ich bin langsam froh, wenn es vorbei ist", sagt sie ehrlich. „Leg deine Hände auf den Bauch und sei ganz bei deinem Kind, es braucht dich auch. Atme tief zu ihm hin", ermutige ich sie. Svenja legt auch noch Mikes Hände mit dazu. Die Herzfrequenz liegt zwischen 94 und 106 SpM.

Die nächste Wehe rollt heran und Svenja schiebt kräftig mit, die Schamlippen zeigen durch ein winziges Hervorwölben, dass der Geburtsfortschritt dahinter erheblich ist. Nach der Wehe liegt die Herzfrequenz bei 88 und 101 SpM.

Ich bitte Svenja, die nächste Wehe wie ein Pferd zu schnauben und nach Möglichkeit nicht mitzuschieben. „du kannst dem Baby ein wenig Erholung damit schenken", füge ich an. Sie schnaubt die ganze Wehe hindurch. Die Herzfrequenz liegt nach der Wehe bei 102 bis 113 Schlägen pro Minute.

„Bei der nächsten Wehe schieb ruhig wieder mit, wenn dir dein Gefühl sagt: Mitschieben", informiere ich Svenja. Die Herzfrequenz beträgt 102 bis 116 SpM. Die Wehe ist nicht so kräftig und Svenja veratmet sie, ohne mitzuschieben. Dafür ist die nächste um so kräftiger. Svenja schiebt mit und der Kopf steht auf Beckenboden.

Die Herzfrequenz liegt nach dieser Wehe bei 86 bis 104 Schlägen pro Minute. Ich lege meine Hand auf den Kopf des Kindes und die andere auf den Bauch auf und spüre zu ihm hin. Es reagiert wieder recht zügig, doch insgesamt verhaltener.

„Svenja, deinem Kind geht es gut, es hat nur seit ein paar Wehen niedrigere Herztöne. Deshalb möchte ich jetzt noch einmal nach der nächsten Wehe kontrollieren", informiere ich sie. Svenja sieht mich ernst an und fragt schließlich: „Heißt das Verlegung?" „Nein", antworte ich, „das Kind steht unmittelbar vor der Pforte, es könnte nur sein, dass ich mit einem Dammschnitt die Geburt beschleunige. deine Wehen sind kräftig genug. Ich mache das jetzt davon abhängig, wie zügig die Geburt vorangeht und wie gut sich das Kind während der Wehenpausen erholen kann".

Die nächste Wehe verschnaubt Svenja wieder und die Herzfrequenz liegt bei 95 bis 105 SpM. Während des nächsten Mitschiebens geht Svenja in die tiefe Hocke und der Kopf schneidet ein. Die Herzfrequenz liegt bei 88 SpM. Ich bitte Svenja sich in die linke Seitenlage zu begeben und tief durchzuatmen, was die Frequenz auf 92 SpM „anhebt".

„Wonach ist dir jetzt, Svenja?", frage ich sie, „kräftig herausschieben oder pausieren und schnauben?". Svenja plädiert fürs Herausschieben. Das tut sie. Nach drei Presswehen schwimmt Timon ins Wasser. Die Nabelschnur ist dreimal um seinen rechten Fuß und einmal um seinen Arm gewickelt. Da er leicht gestresst ist, bitte ich die Mutter, ihn im Wiegegriff an ihrer Brust zu halten. Der Kopf des Kindes liegt dabei an der linken Brust der Mutter. Wir decken ihn mit warmen Tüchern zu und Timon erholt sich schnell, ohne Sauerstoffdusche.

Kommentar

Während meiner Klinikzeiten hätte jeder Arzt hier für eine **Episiotomie** plädiert: Erstgebärende und pathologische Herztöne. Vielleicht auch, weil ich ausschließlich Hausgeburten begleite, sehe ich das Ganze differenzierter.

Zum einen ist durch die **intensive Vorsorge** ein guter Kontakt zwischen Mutter, Vater, Kind und mir entstanden. Ich kann auch das **Kind gut einschätzen**, gehe, wenn ich mir unsicher bin, zum Kind hin, spiele mit ihm oder spüre zu ihm hin. Es gibt mir stets Antwort auf meine Fragen.

> **!** Ist der Kontakt zwischen uns nicht mehr da, verlege ich in die Klinik, da für mich die Situation nur noch schwer oder gar nicht mehr beurteilbar ist.

Doch nicht nur das Kind ist für mich für die Beurteilung und Einschätzung der Situation wichtig, ebenso gehören dazu **Mutter und Vater**. Svenja war ruhig, kraftvoll und konzentriert. Sie zeigte keine Ängste, auch nicht auf meinen Hinweis hin, dass die Herztöne niedriger sind. Natürlich hängt das auch damit zusammen, wie ich ihr als Hebamme begegne: Sicher oder besorgt, unsicher oder Mut machend. Zudem war der **Geburtsfortschritt deutlich und nicht verzögert**.

Eine **Episiotomie** hätte ich geschnitten, wenn das Kind deutliche Anzeichen von mangelnder Fitness gezeigt hätte, indem es keinen so guten Kontakt mehr zu mir aufgenommen hätte, die Herztöne noch bradykarder geworden wären und sich insgesamt auf die ausgesetzte, veratmete Presswehe nicht wieder erholt und /oder Svenja deutliche Anzeichen von Erschöpfung mit Wehenschwäche gezeigt hätte.

Auch hier gilt für mich:

- **Achtsames Beobachten der Vorgänge** während der Geburt mit Einbeziehung aller Beteiligten.
- **Reflexion der eigenen Gefühle**: Wie geht es mir damit? Habe ich Angst? Was macht mir Angst?
- Antizipieren, d. h. **gedankliches Durchspielen aller Möglichkeiten**: Wenn ich jetzt eine Episiotomie anlegen würde, was wäre der Vorteil und was der Nachteil? Würde dies alleine ausreichen oder müssten die Wehen durch die Gabe eines Wehenmittels zuvor noch verstärkt werden? Würde diese Maßnahme vielleicht alleine schon ausreichen und damit die Episiotomie überflüssig machen? Was wäre, wenn ich weiter abwarte? Kann ich das dem Kind gegenüber verantworten? Kann es das Ganze gut verkraften? Oder ist mein Abwarten verantwortungslos und ich muss – in äußerst seltenen Situationen – sofort reagieren und es schnellstmöglichst kommen lassen, mit allen mir zur Verfügung stehenden Mitteln, wie Syntocinongabe i.v., Anlegen einer Episiotomie und im absoluten Notfall auch Kristeller-Hilfe?

Nichtsdestotrotz ist das oben angeführte Beispiel ein **unspektakulärer Grenzfall**. Es hätte Kolleginnen gegeben, die hier bei einer Hausgeburt aufgrund der Bradykardie und des außerklinischen Geburtsortes „sicherheitshalber" eine Episiotomie angelegt hätten, andere hätten es ebenfalls nicht getan. Ich möchte damit veranschaulichen, dass die Vorgehensweise: Bradykardie = Episiotomie eine von vielen Faktoren ist, welche die nach wie vor hohe Rate an Dammschnitten, auch in der außerklinischen Geburtshilfe (6%!), miterklären können, da der Eintrittseffekt ins Becken eine physiologische, moderate Bradykardie nach sich ziehen kann. Auch Nabelschnurumschlingungen, die sich erst in der AP bemerkbar machen, können ebenfalls vorübergehende Bradykardien aufgrund der Kompression nach sich ziehen. Dies sind lediglich Überlegungen.

> **!** Jede Hebamme trägt in der Hebammengeburtshilfe alleine die Verantwortung für ihr Tun, für das Nicht-Gemachte ebenso, wie für das Zu-spät-Gemachte und, was gerne vergessen wird, auch für das Zu-viel-Gemachte.

2.10 Asynklitismus/ Wehenschwäche in der AP

Fallbeispiel

Brigitte hat ihre ersten beiden Kinder in einer Klinik bekommen. Nun ist sie nach vielen Jahren als 39-Jährige mit ihrem dritten Kind schwanger. Sie meldet sich erst relativ spät bei mir – im fünften Monat, und bittet mich, die weitere Vorsorge zu übernehmen, die wie in den zwei vorangegangenen Schwangerschaften unauffällig ist. Brigitte genießt diese Schwangerschaft sehr, besucht einen Yogakurs und geht regelmäßig schwimmen.

Wir besprechen auch das Thema **Gebärpositionen** zusammen mit ihrem Mann Klaus. Brigitte hat bei jeder Geburt in der AP eine Oxytocininfusion wegen Wehenschwäche bekommen. „Vor allem bei meinem ersten Kind war die Pressphase sehr lange und anstrengend. Es hatte auch einen furchtbar langen und verzogenen Kopf", erzählt Brigitte, „aber auch beim zweiten Kind hat es noch lange genug gedauert". Ich erkläre die Gesetze von Schwerkraft, Haltungsänderungen und Bewegung. Klaus ist sofort bereit, die Decke nach einem tragfähigen Balken abzuklopfen, um einen Karabinerhaken für ein Seil hineinzuschrauben. Brigitte wehrt jedoch ab: „Mach dir doch nicht solche Umstände". Ihr erstes Kind hat sie liegend auf dem Kreißbett bekommen. Beim zweiten durfte sie sitzen und wurde von der Hebamme erst bei den Presswehen in die Käferhaltung gebeten.

Brigitte und Klaus sitzen auf dem Gebärhocker Probe, ich zeige ihnen die tiefe Hocke, das Beckenkreisen im Vierfüßlerstand und das Hängen am Mann, nachdem Brigitte den Karabinerhaken verhindert hat.

Zur Geburt ruft mich Brigitte bereits nach ihrer dritten Wehe: „Das geht schnell, dieses Mal". Ich flitze zu ihr und erschrecke, als ich sie liegen sehe: in ihrem Bett, in Käferstellung, die Wehe veratmend. „Hat sie schon Presswehen?", frage ich Klaus leise. Er zuckt mit den Schultern: „Sie hat Dich angerufen und sich dann sofort so ins Bett gelegt". Die Wehe ist vorüber.

Ich lächle Brigitte an und frage, ob sie schon das Gefühl habe, ihr Kind herausschieben zu müssen. Brigitte nickt: „Schon seit ein paar Wehen". Ob die letzte Wehe denn etwas leichter gewesen sei, als die vorangegangenen, interessiert mich. „Nein, so kenne ich das ja schon, dass es dann weniger wird mit den Wehen, wenn es ans Pressen geht", antwortet sie. Die Herzfrequenz des Kindes liegt bei 132 bis 151 SpM, die Wehen sind keine 45 Sekunden lang.

Ich bitte sie um eine Untersuchung. Der Muttermund ist vollständig eröffnet, der Kopf steht im Beckeneingang und ist als **hinterer Asynklitismus** zu tasten. Die nächste Wehe kommt und Brigitte zieht flugs ihre Beine an und presst, was das Zeug hält. In mir arbeitet es: Brigitte hat zwei Kinder spontan geboren, dieses Kind ist nicht größer als seine Geschwister, wenn sie stets so ihre Kinder „gepresst" hat, hat sich vielleicht durch die Erschöpfung ihrerseits eine Wehenschwäche eingestellt, weil sie den Kopf ihres Kindes ständig gegen die Symphyse anpressen musste ... ergo: Haltungsänderung!

Hebammenhilfe

Hebammenhilfe

Hebammenhilfe beim hinteren Asynklitismus: Haltungsänderung.

Um den ständig auf die Symphyse angepressten Kopf zu lösen, empfiehlt sich die **Knie-Ellenbogenlage** oder eine andere **vornüber gestützte Haltung**. Dadurch verändert sich der Eintrittswinkel des Kopfes ins Becken. An der Veränderung der Wehenveratmung (Tonänderung, Veränderung der Länge) ist die kindliche Kopfeinstellung auch ohne vaginale Untersuchung „hörbar".

Diese Veränderung der Kopfeinstellung dauert bei einer Erstgebärenden erfahrungsgemäß länger, vor allem, wenn der Beckeneingang verengt bzw. das Becken allgemein verengt erscheint.

Je nachdem wie die Frau – nach der Änderung der Kopfeinstellung – auf diese Position reagiert, lasse ich sie in dieser Position oder bitte sie, eine andere aufrechte Position einzunehmen und diese auszuprobieren.

Nach der Wehe erkläre ich Brigitte und Klaus die Situation und bitte Brigitte, zunächst in die Knie-

Ellenbogenlage zu gehen, um den Kopf wieder zu mobilisieren, indem er sich vom Beckeneingang löst. Klaus ist aufgeschlossen und will Brigitte beim Aufstehen helfen, doch sie bleibt liegen. „Ich kann das nicht", sagt sie, „ich habe alle Kinder so bekommen, es hat immer gut geklappt und sie waren alle gesund". „du hast damals einen Wehentropf gebraucht", entgegne ich. „Dann häng mir jetzt auch einen dran, du hast gesagt, beim Notfall, wenn das Kind schnell kommen muss, musst du ihn auch anhängen", bettelt Brigitte. „Dies ist aber kein Notfall", antworte ich ihr.

Das größte Hindernis scheint nicht der Asynklitismus zu sein, sondern Brigitte selbst. Die nächste Wehe kündigt sich an, Brigitte zieht die Beine an und presst wieder, was das Zeug hält. Ich bespreche leise mit Klaus die Situation und bitte ihn, Brigitte auch zu überzeugen, dass Aufstehen wahrscheinlich das allerbeste Wehenmittel sei. Die Wehe ist vorüber, ich höre die normotonen Herztöne und bitte Brigitte freundlich und aufmunternd, aufzustehen. Sie bleibt liegen und fängt an zu weinen. Sie könne das nicht, das sei so ungewohnt und sie habe Angst davor. „Was macht dir Angst?", will ich wissen. „Ja, dass ich nicht weiß, wie es dann ist, wie sich die Wehen anfühlen und wie das Kind dann geboren wird. Mit Wehentropf weiß ich, wie sich die Wehen anfühlen, das Kind total schnell kommt und ich dann hecheln muss, damit es nicht rausfliegt". Die nächste Wehe kommt und Brigitte presst wie gehabt.

Nach der Wehe sitze ich mit einer Porzellanpuppe aus ihrem Wohnzimmerschrank wieder neben ihrem Bett. Ich nehme die für die Plazenta neben dem Bett bereitgestellte Schüssel als Beckenersatz und erkläre Brigitte und Klaus die momentane Situation ihres Kindes: „Aufgrund deiner Rückenlage verengst du dem Kind den Eintritt ins Becken und es muss sich abgeknickter mit dem Kopf einstellen. Damit es diese Engstelle passieren kann, werden seine Schädelknochen dachziegelartig übereinandergeschoben. Und zwar mehr, als wenn du eine aufrechte Position einnimmst, weil sich dabei der Beckeneingang erweitern würde und das Kind mehr Platz hätte. Wenn ich ehrlich bin, ist es die zweitdümmste Position, nach dem Kopfstand. dein Körper muss ein Vielfaches an Kraft aufwenden, als wenn du aufstehen würdest. Es könnte sein, dass du deshalb auch einen Wehentropf gebraucht hast".

Brigitte sieht mich misstrauisch an, hebt dann aber ihren Arm, lässt sich von mir hochziehen und geht für drei Wehen in die Knie-Ellenbogen-Lage. Dann bitte ich sie, sich während der nächsten Wehe, die Füße hüftbreit aufgestellt, auf ihrer Kommode vornübergebeugt aufzustützen: „Klaus und ich sind da, es wird dir nichts passieren", beruhige ich sie. Sie ist nun sehr angespannt und die Wehe lässt auf sich warten. Ich höre nochmals die Herztöne und bitte Klaus Brigitte Wasser zum Trinken zu holen. „Wenn die Wehe kommt, veratmest du die Wehe nach deinem Gefühl", sage ich, „wenn du das Gefühl hast, das Kind herausschieben zu müssen, dann tu das, wenn dir aber dein Gefühl sagt, Wehe normal veratmen, dann veratme sie".

Die Wehe ist recht kurz und Brigitte veratmet sie. So geht das etwa acht Wehen lang und ich schüttle ganz sanft ihre Pobacken, was Brigitte als sehr angenehm empfindet und – es ist deutlich zu spüren – eine Entspannung im Becken hervorruft. Die Wehenabstände werden wieder kürzer und liegen nach der letzten bei vier Minuten.

Brigitte entspannt sich zusehends. Klaus massiert ihr Kreuzbein und ich bitte Brigitte, ihr Becken in der Wehenpause zu kreisen. Die nächste Wehe ist kräftiger und sie schiebt einmal kurz mit. Bei der nächsten Wehe sehe ich den Kopf bereits einschneiden. Die übernächste Wehe lässt Sophie in die Hände ihres Papas gleiten.

Klaus jubelt und küsst seine Tochter überschwänglich. Brigitte braucht noch Zeit für sich, sie kann es nicht fassen: „Das hat fast gar nicht weh getan", sagt sie verwundert. Klaus schiebt ihr Sophie zwischen den Beinen durch. Brigitte betrachtet ihre Tochter kurz von oben bis unten und legt sie im Stehen gleich an, während sie summend und tänzelnd die erste Nachgeburtswehe veratmet.

Die ersten Blutstropfen fallen auf die Unterlage. Ein paar Minuten später nimmt sie Sophie von der Brust ab und reicht sie mit nach innen gewandtem Blick Klaus. Sie geht in die Hocke, Klaus muss ihr wegen der Kürze der Nabelschnur mit dem Kind folgen. Dann schiebt sie selbständig die Plazenta heraus. Lange betastet sie sie, wischt dann ihre Finger an der Unterlage ab, nimmt Sophie wieder auf, die wir nun gemeinsam abnabeln und legt sich in ihr Bett.

Weiterer Verlauf

In den nächsten Tagen gibt sich Brigitte erstaunt, wie einfach es doch dieses Mal ging. Ich spreche Tage später an, dass mich ihre „konditionierte Haltung“ erschreckt hat. Brigitte wird nachdenklich und sagt: „Weißt du, das war etwas Vertrautes für mich, ich habe gewusst, was ich zu tun habe“. „Hast du das wirklich?“, interessiert mich. Brigitte denkt lange nach. Sie hat mir bis heute keine Antwort darauf gegeben.

Kommentar

> **!** Mit der vornüber abgestützten Haltung steht der Kopf in einem anderen Eintrittswinkel zum Becken – zentriert, zur Mitte hin und nicht wie in der liegenden Position zur Symphyse hin.
>
> Der Kopf wird nicht mehr der Symphyse aufgepresst, sondern folgt der naturgegebenen Führungslinie und tritt vor allem bei Mehrgebärenden nun sehr zügig tiefer.

Brigitte ist nicht die erste Frau, die ich als **„konditioniert“**, ja geradezu abgerichtet erlebt habe. Immer wenn ich daran denke, zwingt es mich zur Reflexion, wann ich als Hebamme den Frauen Rituale „aufzwinge“, die ihnen und der Situation vielleicht gar nicht gerecht werden.

Leider nicht mehr zu eruieren war für mich, ob Brigittes erste Kinder sich ebenfalls als hinterer Asynklitismus eingestellt haben, da davon in den Geburtsverläufen nichts vermerkt war. Auffallend war eine Austreibungsphase von gut fünf Stunden beim ersten und immer noch knapp drei Stunden beim zweiten (größeren) Kind. Brigitte gab an, dass die Schädel der Kinder sehr verformt gewesen seien und dass sie erstaunt war, wie glatt und rund Sophies Schädel dagegen war. Ich habe keine Anhaltspunkte für Auffälligkeiten des Beckens bei Brigitte gefunden.

Obgleich Brigitte im Vorfeld die aufrechten Gebärhaltungen erlebt und mit Klaus als Trockenübung „durchgeturnt“ hat, waren sie ihr während der Geburt überhaupt nicht mehr präsent. Als eindrücklich empfand ich auch das Verhalten Brigittes: Vor der Geburt konditioniert und nach außen gerichtet. Nach der Geburt gelassen und nach innen gerichtet.

Eine große Hilfe war mir Klaus, wie ich überhaupt viele **Männer** bei „Hindernissen“ als sehr hilfreich erlebe, weil ihnen die **mechanischen Gesetze der Geburt** sehr schnell einleuchten und sie dieses Wissen als Sicherheit an ihre Frauen weitergeben. Oft genug habe ich dem Mann die Situation anhand einer Zeichnung oder eines Stofftieres erklärt und er hat dies seiner Frau hervorragend „übersetzt“.

> **!** Dieses **aktive Einbinden der Männer** – selbst bei schwierigsten Einstellungen – fördert den natürlichen Geburtsverlauf, da es Ängste in Wohlgefallen auflöst und Aktivität generiert.

Uns Hebammen müssen die Gesetze der Geburtsmechanik in Fleisch und Blut übergegangen sein. Ein hilfloses Herumprobieren von dieser Position in die nächste kann beim Paar sehr schnell als Inkompetenz ankommen und die Situation noch zusätzlich verschärfen.

Quelle

Eine hervorragende Lektüre, um sich bei Unsicherheiten fit zu machen, ist Hanna Fischers „Atlas der Gebärhaltungen“, Hippokrates Verlag, 2003.

2.11 Geburtsstillstand in der AP

Fallbeispiel

Stella freut sich zusammen mit ihrem Mann Axel auf ihr erstes Kind. Ihr Schwangerschaftsverlauf ist unauffällig. Sie ist 38 Jahre alt, bereitet sich mit Yoga ausgiebig auf die Geburt vor und hat sich ein eigenes Walkingprogramm erstellt.

Es passt zu Stella, dass sich die ersten Wehen drei Tage vor Termin beim Reiten einstellen. „Ich habe dir doch erzählt, dass ich es neulich so geträumt habe“, sagt sie mir lachend ins Telefon, „dass du mir entgegen galoppieren musst, um mein Kind rechtzeitig aufzufangen“. „Ich fahre doch lieber mit einem Auto zu dir“, gestehe ich ihr am Telefon. Zum Glück hat es doch mehr als eine Pferdestärke.

Der Muttermund ist bereits 8 cm geöffnet, die Fruchtblase drückt prall in die Scheide, so dass ich die vaginale Untersuchung beende, um keinen Blasensprung zu riskieren. Die äußere Untersuchung ergibt eine I. Schädellage.

Stella verschwindet in der Dusche, um ihren Pferdegeruch „zu vertreiben". Ich lege alles für die Geburt bereit. Anschließend putzt Stella noch ihre Reitstiefel und fragt mich, was die Frauen im Kreißsaal jetzt machen. „Keine Reitstiefel putzen", antworte ich trocken. Stella lacht lauthals los, die Blase springt kurz darauf und die nächste Wehe kündigt starken Druck nach unten an.

Von nun an ist Stella vorsichtiger und in sich gekehrter. Ich bitte sie um eine Untersuchung. Der Muttermund ist vollständig eröffnet, der Kopf quer im Beckeneingang eingestellt. „Wird der Druck noch stärker?", fragt sie mich vorsichtig. „Oh, ja, er wird noch stärker, aber niemals stärker als du", antworte ich ihr.

Sie nickt und läuft wie auf Eiern umher. Suchend, tastend, ausprobierend. „Die nächste Wehe kommt", sagt sie ängstlich ... „und ist nicht stärker als du". Sie veratmet ihre Wehe laut tönend und Axel unterstützt sie mit seinem tiefen Bass kräftig. „Sag das immer wieder, bitte, das mit dem Stärkersein", bittet sie mich, „das tut mir gut, ich vergesse es nur immer wieder, dass ich stärker bin, ich habe das Gefühl, dass ich mich sonst überrollen lasse".

Zwei Stunden verstreichen und ich untersuche sie. Der Muttermund ist vollständig eröffnet. Der Kopf befindet sich knapp in Beckenmitte. Der Kopf ist im ersten schrägen Durchmesser eingestellt. Die Oszillation liegt zwischen 132 und 156 SpM.

Stella ist fit. Ich spüre jedoch eine leichte Verzagtheit. Eine halbe Stunde später schwinden ihre Kräfte zusehends und sie glaubt, ihr Kind nie bekommen zu können: „Das passt da nicht durch, glaub es mir. Ich schaffe es nicht. Vielleicht sind die Wehen doch stärker als ich".

Hebammenhilfe

Ich bitte Axel, seiner Frau einen frischen Obstsaft zu pressen. Immerhin lacht Stella darüber und seufzt: „Ihr Männer habt es halt leichter, ihr müsst bei der Geburt nur Obst pressen". Mit dem „Mut zusprechen" kommen wir so nicht weiter, denke ich und lasse die gesamte Schwangerenvorsorge mit Stella und die Gespräche mit ihr Revue passieren. Da fällt mir ein Gespräch ein, das wir einmal über ihren Motorradunfall geführt haben.

> **Hebammenhilfe**
>
> Nach möglichen Gründen für eine psychische Blockade suchen.

Ich warte die nächste Wehenpause ab. Nachdem sie einen kräftigen Schluck Obstsaft getrunken hat, frage ich sie, ob sie sich noch an unser Gespräch über ihre Angst auf dem Beifahrersitz des Motorrades erinnern kann. Stella überlegt mit geschlossenen Augen kurz und nickt dann lächelnd. „Du hast mir erzählt, dass du den Unfall hattest, weil du aus Angst den Oberkörper in der Kurve aufgerichtet hast, um möglichst weit von der Straße entfernt zu sein. du bist mit Axel aus dem Rhythmus gekommen und ihr seid gestürzt. Dabei ist das Gegenteil besser. Wenn die Straße trocken ist, wenn kein nasses Laub liegt, musst du mitgehen. Leg dich in die Kurve, bis du der Straße ins Gesicht blickst, bis du den Asphalt riechen kannst. Das was einem Angst macht, muss man tun, das ist das Sicherste."

Stella bewegt sich, die nächste Wehe scheint zu kommen. Sie öffnet kurz die Augen, schließt sie dann wieder und fragt mich: „Liegt nasses Laub auf der Straße?" Ich muss lächeln und antworte: „Nein, die Straße ist trocken und die Herztöne galoppieren sehr munter". Stella kommt mit dieser Wehe augenscheinlich besser klar. Doch schon bei der nächsten Wehe fängt sie wieder an zu jammern, dass sie Angst habe.

Nun übernimmt Axel von sich aus. Er nimmt Stella als Beifahrerin mit auf sein Motorrad und erzählt ihr während jeder Wehe, was sie zu tun habe. Stella lächelt in jeder Wehenpause dankbar vor sich hin. Eine halbe Stunde später ist ihr Sohn Max geboren. Selbst seinen Dickschädel von 38 cm hat der Damm seiner Mutter heil überstanden – einfach mit Motorradfahren.

Kommentar

Die Wehentätigkeit ist kräftig und regelmäßig, aber die Geburt stagniert über Stunden. Da stellt sich wieder die Frage: **Ist es eine Latenzphase? Ist es eine Pathologie? Ist es eine Blockade?**

Die Pathologie war gleich auszuschließen: Herzfrequenz und Oszillation lagen im Normalbereich, das Kind war gut eingestellt. Für eine Latenzphase war Stella zu ungeduldig und jammernd. Diese wird von den Frauen meist geduldiger ausgehalten, trotz manchmal starker, meist jedoch schwächerer Wehentätigkeit.

! Wenn Pathologie und Latenzphase ausgeschlossen werden können, gilt es, den Grund zu erforschen, weshalb die Geburt stagniert oder besser, wovon sie blockiert wird.

Stella erzählte nach der Geburt, dass genau dieses „sich der Angst zu stellen“ schon seit Ewigkeiten ihr großes Problem sei: „Oder warum meinst du, bin ich so sportlich? Doch auch, weil ich mich immer mehr an diese Angst heranwagen möchte, die Grenzen immer mehr an mich heranlassen und auch hin und wieder überschreiten möchte. Das konnte ich jetzt bei der Geburt optimal und ich kann mir vorstellen, dass sich bei mir auch sportlich dadurch einiges verändert“. Axel fand die Geburt eindrücklich: „Ich habe das Gefühl, dass ich auch ganz viel geleistet habe und nicht nur Händchen halten musste“.

Die AP dauerte mehr als drei Stunden. Damm und Scheide blieben aber intakt. Stella hatte an den ersten zwei Tagen post partum wenig Gefühl beim Wasserlassen und musste sich selbst daran erinnern, zur Toilette zu gehen. Danach begann sie mit leichten Beckenboden- und Yogaübungen. Drei Monate nach der Geburt saß sie wieder galoppierend auf ihrem Pferd.

Ich habe übrigens noch nie wegen der (selbst) gestellten Indikation **„zu straffer Beckenboden einer Reiterin“** eine Episiotomie geschnitten. Ganz im Gegenteil. Ich lebe in einer pferdereichen Gegend, begleite viele Reiterinnen und stelle fest, dass sie, wie viele sportliche Frauen, einen eher elastischen Beckenboden haben. Deshalb empfehle ich jeder Frau – außer bei vorzeitiger Wehentätigkeit – über die ganze Schwangerschaft ein **regelmäßiges Beckenbodentraining**, das sie lustvoll in ihren Alltag integrieren kann. Dabei lege ich großen Wert auf die Betonung von „lustvoll“, ist doch ein lustvoll aufgebauter, gut trainierter Muskel viel besser durchblutet, als ein nicht trainierter.

Zusätzlich weise ich auf eine **gesunde Ernährung** für ein gesundes Gewebe hin. Wird die Geburt dann auch nicht forciert, kann sich das Gewebe naturgemäß langsam dehnen und bleibt meist heil oder es gibt nur kleine Geburtsverletzungen, egal, ob die Frau reitet, schwimmt oder unsportlich ist.

Die **Definition der protrahierten Geburt** aus den Lehrbüchern wende ich nicht in der Praxis an, da sie einer Theorie und nur in Ausnahmefällen der Realität entspricht. Sie folgt einer linearen Denkweise und trifft damit nur auf manche Geburten zu. Nicht weil das die „normalen“ Geburten sind, sondern weil manche Geburten eben linear verlaufen. Im Umkehrschluss bedeutet dies jedoch nicht, dass nicht linear verlaufende Geburten gleich als Pathologie einzustufen sind. Wenn dies so wäre, müssten meine statistischen Zahlen, wie auch die der außerklinischen Qualitätserhebung (QUAG e. V.) anders aussehen: Eine höhere Notfallverlegungsrate und auch ein schlechteres Outcome der Kinder.

Das bedeutet jedoch auch nicht, dass immer zugewartet werden kann. Keinesfalls! Zunächst gilt es sich einen Überblick über die Situation zu verschaffen, wenn die Geburt nicht in einer Linie – wie wir es erwarten – durchläuft:

- Gibt es Auffälligkeiten in der **Herzfrequenz** und vor allem Oszillation des Kindes (Nabelschnurprobleme)?
- Ist es **richtig eingestellt**?
- Sind auffällige **Blutungen** vorhanden?
- Wie sieht das **Potenzial der Frau** aus, hat sie noch viel Kraft, meint sie keine Kraft mehr zu haben oder sind ihre Ressourcen wirklich weitestgehend erschöpft? (So weit sollten wir es allerdings nicht kommen lassen, sondern die Geburt so begleiten, dass die Frau möglichst ressourcenschonend gebiert oder sie in der Hebammengeburtshilfe rechtzeitig verlegen, um ihr die Möglichkeit der Spontangeburt zu ermöglichen.)

! Optisch sind diese nachlassenden Ressourcen als Veränderungen der Wehenfrequenz und -stärke, wie auch taktil beispielsweise als rigider Muttermund zu tasten, wobei hinter Letzterem auch manchmal Wut und Aggressionen stecken können.

- Wenn **Lecks in den Ressourcen** vorhanden sind, was hat sie geschlagen? Hat die Frau Angst? Gibt es Kommunikationsprobleme? Fühlt sie sich in manchen Dingen unsicher z. B. fehlende intensive Begleitung beim Wehenatmen?

Ich reflektiere dann als Hebamme: Wie fühle ich mich jetzt in dieser Situation? Habe ich ein mulmiges Gefühl? Wenn ja, woher könnte es kommen? Bin ich müde? Habe ich Hunger oder Durst? Wie sieht es mit meiner Geduld aus?

! Liegt ein echter Notfall vor, wird die Frau umgehend verlegt.

In den meisten **anderen Situationen** wird gehandelt: bei Fehleinstellungen z. B. durch eine angepasste Lagerung, um die Einstellung zu korrigieren. Oder es wird abgewartet, z. B. bei nachlassender Wehentätigkeit und müder Frau (müde Mutter, müde Gebärmutter), und diese schlafen geschickt.

Ebenfalls wichtig ist die Reflexion, ob **menschliche Geburtshindernisse** vorhanden sind: z. B. Wird die Intimsphäre gewahrt? Hemmt eine ängstliche Geburtsbegleiterin?

Abwarten kann man, wenn die Ressourcen der Frau vital und gefüllt sind. Ein intensives, in die Tiefe gehendes Gespräch ist hilfreich, wenn sich die Ressourcen langsam erschöpfen. Dabei sollte das Kapital der Gespräche aus den Vorsorgen und Begleitungen von Schwangerschaftsbeschwerden genutzt werden. Eine gute eigene Dokumentation ist dann auch hier wieder Gold wert!

2.12 Dammvorbereitung – Dammschutz

Fallbeispiel

Pia hat das erste Kind mit medio-lateraler Episiotomie in einer Klinik am Termin geboren. Nun plant sie eine Hausgeburt. Mit ihrer Narbe hat sie überhaupt keine Probleme. Ich schlage ihr dennoch eine Narbenbehandlung vor, die sie jedoch ausschlägt: „Ich habe damit keine Probleme und will deshalb auch nichts daran machen lassen“. Für ihren Damm will sie dennoch etwas tun, damit er dieses Mal vielleicht heil bleibt.

Hebammenhilfe

Hebammenhilfe

Dammmassage ab der 34. SSW plus sanftes Auflegen eines Kaffeewickels vor Damm und Scheide während der AP.

Ich rate ihr zu einer Dammvorbereitung in Form einer 10-minütigen Dammmassage pro Tag von der 34./35. SSW bis zur Geburt.

Die Dammvorbereitung gestalten Pia und ihr Mann Heiner als Ritual, nachdem sie ihr Kind ins Bett gebracht haben. Heiner massiert zunächst ausgiebig den Scheideneingang, wie auch den Damm, um dann den Introitus nach unten zu dehnen und die Labien nach außen. „Es ist unglaublich, wie viel dehnfähiger das Gewebe von Mal zu Mal wird“, berichtet er mir während einer Vorsorge, „jetzt glaube ich langsam das, was du uns über die Dehnungsfähigkeit der Scheide erzählt hast. Ich habe jetzt auch zum ersten Mal gespürt, wie empfindlich die Klitoris einer Frau ist“.

Pia stellt sich während der Dammmassage den Kopf ihres Kindes bildlich vor: „Ich atme bewusst dorthin wo Heiner mich gerade massiert und lasse dabei los. Mir gefällt diese Übung sehr gut, weil sie nicht so abgehoben, sondern ganz praktisch und einleuchtend ist“.

Heiner bitte ich, als Pia Wehen bekommt, eine halbe Thermoskanne **koffeinhaltigen Kaffee** zu kochen. Pia läuft umher und wählt ihre Positionen selbst. Die Herztöne oszillieren, der Kopf ist gut eingestellt. Als der Muttermund vollständig und der Kopf knapp Beckenmitte ist, gieße ich einen Teil des Kaffees in eine Schüssel und lasse die Flüssigkeit von einer großen Binde aufsaugen.

Pia veratmet ihre Wehen zunächst im Vierfüßlerstand und wünscht dann auf dem Gebärhocker Platz zu nehmen. Die Binde ist gerade angenehm temperiert, als der Kopf auf Beckenboden anlangt. Pia rutscht unruhig auf dem Hocker hin und her und ich frage sie, ob sie in die tiefe Hocke möchte, womit sie einverstanden ist.

Ich informiere Pia und lege ihr vorsichtig die Vorlage vor Damm und Scheideneingang. Sie seufzt und gibt uns die Rückmeldung, wie angenehm gut ihr die Wärme tut. Bei der nächsten Wehe schiebt sie das Kind in Richtung warmer Dammwickel. Während sich der Damm langsam vorwölbt, ist die Narbe ihrer Episiotomie sehr gut zu sehen und Pia fasst sich ständig an den Damm, wenn ich die abgekühlte Vorlage abnehmen muss, um sie durch eine neue zu ersetzen. Deutlich ist die Spannung auf der einen Seite des Dammes, durch die der Schnitt führt, zu sehen. Es besteht zudem eine leichte Asymmetrie. Pia hält tapfer durch und der Damm bleibt bei dieser Geburt intakt.

Kommentar

Natürlich ist es mein Bestreben, die Rate an Geburtsverletzungen möglichst gering zu halten. Nichtsdestotrotz sind die Faktoren, die zu einer **Geburtsverletzung** führen so mannigfaltig, wie Gewebetyp oder Ernährungszustand der Frau und damit auch der Haut und des Gewebes, dass die Rate wohl niemals gegen Null gehen wird. Ich kann jedoch einiges tun, um die Dinge, von denen wir heute wissen, dass sie mit hoher Wahrscheinlichkeit einen Dammriss verursachen können, zu unterlassen.

Mir scheint, dass diese Dinge oft Glaubenssätze von uns Hebammen sind, die wir unbewiesen ständig herunterbeten. Sei es, weil es alle machen, sei es, weil wir es so gewohnt sind, sei es, weil wir es nicht besser wissen. Das gilt beispielsweise für das **forcierte** Anleiten zum Pressen.

Ich bitte die Frau im eigenen Rhythmus mitzuschieben und bewundere dabei verbal ihre wunderbare Geburtsarbeit. Das gilt auch für die nach wie vor sehr geläufige Position des **Sitzens auf dem Steißbein** im Kreißbett. Wenn schon Kreißbett und Sitzen, dann auf dem Kreuzbein mit erhöhtem Oberkörper. Die Käferhaltung mit unterfassten Knien sollte Vergangenheit sein.

Gut vermeiden lässt sich ein **Vulvaödem** durch den häufigen Wechsel an Gebärhaltungen, sofern dies die Frau möchte und indem wir entweder einen hohen Gebärhocker mit etwa 40 cm Höhe verwenden oder häufiger die Geburtspositionen beim Maiahocker wechseln. Eine Frau eine Stunde in der tiefen Hocke oder auf dem Gebärhocker mitschieben zu lassen fördert, falls sie dies überhaupt durchhält, ein Vulvaödem und erhöht die Dammrissrate erheblich.

Außer dem **sanften Auflegen des Kaffeewickels vor Damm und Scheide** lasse ich meine Hände stets weg von der Frau (hands-off). Glauben wir auch hier wirklich, dass wir die Durchtrittsgeschwindigkeit des Kindes mit unseren Händen bremsen oder Geburtsverletzungen vermeiden können? Oder meinen wir, dass wir keine Arbeit leisten, wenn wir hier keine Aktion zeigen?

Nicht selten fährt mich eine Frau in der Not ihres größten Dehnungsschmerzes an, dass ich meine Hände wegnehmen soll. Dabei sind die Hände weg. Wie unangenehm muss es für eine Frau erst sein, wenn zusätzlich zum Kopf noch mit oder ohne Öl gedehnt und massiert wird? Manchmal bis hinauf zur empfindlichen Klitoris! Dafür kann die Frau selbst, wenn sie dies möchte, ihre Hände auf dem Köpfchen auflegen und das Kind herausschieben.

Nicht zu unterschätzen ist das Wissen und Fühlen vom Dammgewebe ihrer Frauen bei den **Männern** aufgrund der Dammmassage. Aus Klinikzeiten kenne ich entsetzte Gesichter von Männern, als sich der Damm vorwölbte, die Frauen gerade „den Feuerring" der gedehnten Klitoris fühlten und deshalb schrien.

In der beschriebenen Begleitung ist ein Mann mit seiner Frau während der Dammvorbereitung bereits an Grenzen gegangen. Beide haben erfahren, wie dehnfähig das Gewebe ist, was auszuhalten ist, was „da geht". Der Mann hat auch die Anatomie der Frau kennengelernt und gefühlt, wie empfindlich das Gewebe um die Klitoris herum ist. Das beruhigt und fördert Ressourcen, die die Männer an ihre Frauen weitergeben.

Nicht zu unterschätzen ist auch unser „Eingreifen" in den Geburtsverlauf durch **vaginale Untersuchungen**. Muss es so häufig sein? Stören wir damit jetzt nicht den Fetus-ejaction-Reflex, weil wir meinen, noch einmal kontrollieren zu müssen, ob sich die Pfeilnaht auch schön steil gestellt hat?

> ! Meine Erfahrungen zeigen deutlich: Hände weg von Damm und Kind, mindestens bis zur Geburt des Kopfes. Danach individuelles, der Situation angepasstes Vorgehen.

So warte ich (außer bei einer straffen Nabelschnurumschlingung) die nächste Wehe ab und das Kind dreht sich selbständig. Die Mutter frage ich, ob sie ihr Kind aus sich herausheben möchte. Und wenn nicht sie, dann frage ich den Vater des Kindes, ob er sein Kind empfangen möchte. Viele möchten dies tun und nehmen dabei neben dem frühen Körper- auch gleich einen frühen Blickkontakt auf, was die Bindung zwischen Eltern und Kind optimal fördert.

Meine Damm-intakt-Rate liegt mit dieser Vorgehensweise bei etwa 80%. Gut 10% sind nicht nahtpflichtige Risse, die restlichen knapp 10% nahtpflichtige Risse, Episiotomien sind extrem selten notwendig.

! Und nicht zuletzt gilt für mich bei jeder Geburt: Jede Frau mit dem Wissen und der Aufmerksamkeit zu begleiten, als ob sie in der Vergangenheit sexuellen Missbrauch erfahren hat. Das sensibilisiert mich selbst als Hebamme und schützt die Frau vor unbedachten Übergriffen meinerseits und damit (Re-)Traumatisierungen.

Quelle

Da bis in die Nachkriegszeit Kaffee ein absolutes Luxusgut war, behalfen sich die **früheren Hebammen** mit **heißem Wasser**, das auch heute noch viele Hebammen alternativ zum Kaffee einsetzen. Die Schüssel wird dabei zum halben Teil (300 ml) mit kochend heißem Wasser und zum anderen mit Wasser, das Zimmertemperatur hat, abgelöscht. Dann kann sogleich mit dem Tränken der Vorlage oder des Frotteewaschlappens und dem Auflegen auf den Damm begonnen werden. Selbstverständlich ist, dass dennoch vor jeder Auflage auf die richtige Temperatur geachtet werden muss, um Verbrennungen zu vermeiden.

Über eine Studie mit **warmen Wasserkompressen** (45 °C) referierte die Australierin Hannah Dahlen auf dem 27. ICM-Kongress in Brisbane. Es traten nicht weniger Geburtsverletzungen auf. Das Schmerzempfinden war jedoch die ersten zwei Tage nach der Geburt geringer als bei Frauen, die keine Kompresse erhielten. Dagegen beschrieben die Frauen, die keine warme Kompresse erhalten hatten, den Durchtrittsschmerz als den schlimmsten ihres Lebens.

Die **Koffeinvorlage** unterstützt als Stimulans die Endphase der Geburt. Die Frau weise ich darauf hin, dass die Wirkung eines eingenommenen homöopathischen Medikaments durch die Kaffeevorlage aufgehoben werden kann. Sie kann sich dann für das warme Wasser entscheiden oder – falls notwendig – die Gabe des Homöopathikums wiederholen.

Eine ältere kanadische Studie aus dem Jahr 1999 weist nach, dass eine **Dammmassage** für Frauen ohne vorangegangene Vaginalgeburt eine effektive Möglichkeit ist, um mit einer höheren Wahrscheinlichkeit mit Damm intakt zu gebären, während dies auf Frauen mit vorangegangener Vaginalgeburt nicht zutrifft. Die Frauen wurden gebeten ab der 34./35. SSW bis zur Geburt täglich eine 10-minütige Dammmassage durchzuführen. (Labrecque M, Eason E, Marcoux S et al 1999: Randomized controlled trial of prevention of perineal trauma by perineal massage during pregnancy. American Journal of Obstetrics and Gynecology 180:593–600)

2.13 Verzögerte Plazentalösung

Fallbeispiel

Die Geburt des ersten Kindes erfolgt nach Blasensprung innerhalb von 7½ Stunden in der tiefen Hocke. Die Nabelschnur pulsiert auch nach 10 Minuten noch kräftig und es zeigen sich keine Anzeichen für eine Plazentalösung. Die Geburtswege sind – bis auf kleine Schürfungen – unverletzt.

Maria findet ihre halbsitzende Position auf dem Boden an den Mann gelehnt sehr bequem. Das Kind macht erste Schmatzgeräusche und Maria legt es souverän an. Es saugt sofort.

Bereits nach etwa einer Minute gibt Maria ein erstes leichtes Ziehen im Bauch an und gerät augenblicklich in eine kleine psychische Krise. Sie wolle jetzt keine Wehen mehr aushalten, es reiche ihr.

Als eine stärkere Nachgeburtswehe die Plazentalösungsblutung zutage beförderte, fängt sie an zu weinen und wird inaktiv: „Hol mir bitte sofort dieses Ding heraus, ich will endlich meine Ruhe haben“.

Inzwischen ist die Nabelschnur kollabiert und die junge Mutter zeigt durch unruhiges Hin- und Herrutschen mit der Afterbürde – also dem Druck der gelösten Plazenta auf den Enddarm – an, dass der Plazentageburt nicht mehr viel im Wege steht. Die Harnblase erscheint nicht übermäßig gefüllt. Das Kind hat sich inzwischen selbst von der Brust gelöst und ich bitte den Vater, seine Tochter aufzunehmen.

Hebammenhilfe

Hebammenhilfe

Unterstützung der Plazentalösung durch das Blasen in eine leere Sprudelflasche, bis sich die Innenwände der Flasche mit Atemluft beschlagen.

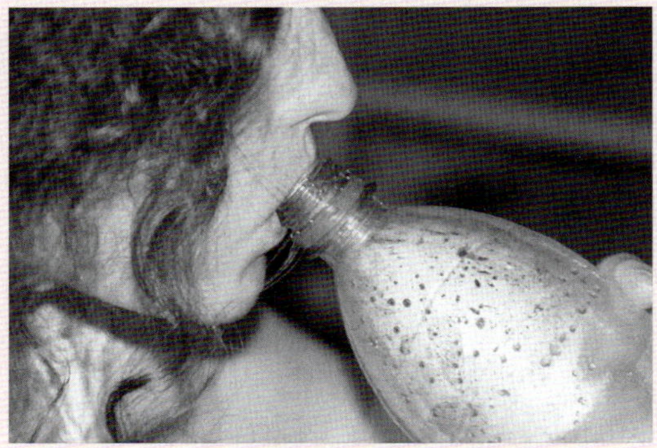

Abb. 2.6 Blasen in eine leere Flasche (Foto nachgestellt)

Maria geht nochmals in die tiefe Hocke und ich bitte sie, bei der nächsten Nachgeburtswehe nochmals mitzudrücken. Sie tut dies, es kommt jedoch kaum Druck auf die Plazenta an. Bei der nächsten Wehe versuche ich die Nachgeburt, unterstützt durch einen leichten Zug auf die Plazenta, zutage zu befördern. Doch die schlechte Laune der Mutter, die sich auch in fehlender Kooperation ausdrückt, macht dies zunichte. Selbst für eifriges Aufmuntern und Zureden ist Maria nicht mehr zu haben. Sie wisse gar nicht mehr, wohin sie drücken solle und außerdem habe sie keine Lust mehr.

Ich schickte den Vater los, um eine leere Sprudelflasche zu holen. Der erstaunten Frau halte ich bei der nächsten Wehe die Flasche hin und bitte sie, kräftig hinein zu pusten, so dass sich ihre Atemluft an der Innenwand sichtbar niederschlägt. Die Plazenta purzelt augenblicklich, ohne weiteres Zutun von mir, nach draußen. Die Eltern lachen verwundert, schauen mich verdutzt an und Marias schlechte Laune ist – im wahrsten Sinne des Wortes – weggeblasen.

Kommentar

Jeder kann es selbst einmal ausprobieren: Zunächst einmal einfach so nach unten drücken und dann in eine leere Flasche pusten. Der Unterschied ist enorm, die Richtung eine andere. Es ist wie bei der Geburt des Kindes: Wer immer oben mit aller Kraft Luft ablässt – egal ob durch Pusten oder Schreien oder sich an etwas festklammert – kann unten nicht zusammenzwicken.

Da es gar nicht so selten ist, dass Frauen nach der Geburt des Kindes nach unten verkrampfen, wenn sie jetzt infolge des Druckes der gelösten Plazenta noch einmal das lästige Gefühl bekommen, etwas herausdrücken zu müssen, ist dies eine ideale Lösung.

Inzwischen habe ich den Kniff schon mehrfach angewendet und profitiere dabei auch immer vom humoristischen Anteil dieses Vorgehens. Nicht zu unterschätzen war im beschriebenen Fall der **Ablenkungsfaktor** durch die Aufforderung, so (kräftig) in die Flasche zu pusten, dass sich die Atemluft an der Innenwand niederschlägt. Dies betonte Maria später mehrfach. Sonst hätte sie nachgedacht und dies alles womöglich als absurd abgelehnt.

So habe ich durch diesen Kniff schon Verlegungen wegen Nichtgelingens der Plazentagewinnung – bei selbstverständlich physiologischem Blutverlust – verhindert.

! Unterstützend wirkt sich dabei zusätzlich die **aufrechte Position der Frau** auf dem Gebärhocker oder in der tiefen Hocke aus.

Bislang musste ich den Kniff bei einer Frau nie öfter als viermal anwenden, bis sich selbst große Plazenten und solche mit Nebenplazenten (Placenta succenturiata) oder eine Doppelplazenta (Placenta bipartita), die sich zudem noch lateral gelöst hatten (Modus nach Duncan) ohne manuelle Manipulation geboren wurden.

Quelle

Diesen Trick hat mir vor Jahren eine alte Schweizer Hebamme während eines Externats erzählt.

Wochenbett-betreuung

3 Wochenbettbetreuung

3.1 Baby-Blues

Fallbeispiel

Michaela hat ihr erstes Kind bekommen, für ihren Mann Herwig ist es das zweite Kind. Schwangerschaft und Geburt verliefen unspektakulär, ebenso die ersten vier Tage p.p. Am 5. Tag treffe ich beim Hausbesuch auf eine weinende Michaela. Ihr Mann wuselt um sie herum und fragt, wie er ihr helfen könne. „Alles ist doch wunderbar, was hast du nur?“, sagt er und „bei der Mutter meines Großen war es auch so, dass sie nach der Geburt geheult hat, aber nicht ganz so schlimm wie bei Michaela“.

Hebammenhilfe

Hebammenhilfe

Psychosoziale Ursachenforschung.

Da Michaela weiter weint und nicht zu bremsen ist, frage ich sie, ob es für sie in Ordnung ist, wenn ich ihren Sohn zunächst untersuche. „Damit du dabei sein kannst, schaue ich ihn hier an“, sage ich. Das Baby ist unauffällig, der Nabelstumpf bereits abgefallen. Seit zwei Tagen setzt es große Mengen Muttermilchstuhl ab und hat diese Nacht – bis auf eine Mahlzeit – durchgeschlafen.

Michaela nimmt Anteil an dem, was ich mit ihrem Mann und dem Sohn kommuniziere, weint jedoch weiter. Ich frage sie, ob sie sagen möchte, was sie gerade beschäftigt. Sie weint weiter. Ich ziehe das Kind langsam an, nehme es hoch und spaziere mit ihm durchs Zimmer. Auf Michaelas Nachttisch steht ein liebevoll angerichtetes Tablett mit ihrem unangerührten Frühstück. „Uih, Michaela, da kriege ich ja Appetit, wenn ich das sehe“, sage ich. Michaela nimmt das Gesagte auf und blickt kurz auf das Tablett, weint jedoch weiter.

„Seit wann weinst du denn so?“, interessiert mich. Nicht Michaela, sondern Herwig antwortet „seit etwa drei Stunden“. „War es zwischendurch mal etwas besser?“, möchte ich wissen. Herwig schüttelt den Kopf. Ich schiebe den Stubenwagen, der neben Michaelas Bettseite steht, beiseite und spaziere mit dem Kind in ein angrenzendes Zimmer, zu dem die Türe ausgehängt ist, weil ich mir keinen Reim darauf machen kann und die Zeit zum Überlegen nutzen möchte. Darin stehen ein Kinderbett und eine Kommode. Das Bett sieht, was mich wundert, benutzt aus.

„Ach“, frage ich in Richtung der Eltern, „hat Robin noch ein weiteres Bettchen?“. Ich habe den Satz noch nicht ganz ausgesprochen, als Michaela heftig aufschluchzt. Ich sehe zu Herwig und er lässt die Schultern fallen und setzt sich schwer aufs Bett. „Was ist los bei euch?“, will ich wissen. „Seine Mutter...“, sagt Michaela tonlos. „Was ist mit Herwigs Mutter?“, will ich wissen. „Seine Mutter will, dass unser Kind im eigenen Zimmer schläft, damit wir es nicht zu sehr verwöhnen und Herwig hält sich natürlich als artiger Sohn daran“, erzählt Michaela.

Herwig will Michaela anfahren, doch ich bitte ihn mit einer Handbewegung, dies nicht zu tun. „Das bringt nichts, Herwig, sich hier gegenseitig anzumachen, besser wäre, wenn wir uns gleich mit dem Wesentlichen beschäftigen. Warum willst du also nicht, dass das Kind hier bei euch schläft?“, interessiert mich.

Der freundliche Herwig, der stets für andere da ist, fällt augenscheinlich in sich zusammen und erzählt, dass er schon immer große Probleme mit seiner Mutter hatte. Er sei Einzel- und Scheidungskind und sie beide hätten nie so richtig zusammengefunden, obwohl er alles getan habe, was sie von ihm erwartete.

„Und jetzt willst du das wieder tun?“, frage ich nach. „Nein, so ist das nicht, ich überlege mir nur, ob sie nicht doch recht hat. Ich war zwischendurch schon auch ein schwieriges Kind und sie hat mich immer in ihrem Bett schlafen lassen. Später hat sie mir vorgeworfen, dass ich deshalb so schwierig sei, weil sie mich zu sehr verwöhnt hätte, weil ich bei ihr schlafen durfte“. „Das hört sich für mich eher nach Druckmittel an“, wende ich ein. Herwig zuckt mit den Schultern.

Michaela hat aufgehört zu weinen. Sie schaut mich erwartungsvoll an, so nach dem Motto „was bringst du jetzt, du hast es in der Hand". Der Druck, der auf beiden lastet, ist enorm zu spüren.

„Also neulich gab es einen Kongress über Bindungsforschung", erzähle ich, „da wurde von den Wissenschaftlern empfohlen, das Kind im Zimmer der Eltern schlafen zu lassen. Sie haben bei ursprünglich lebenden Völkern geguckt, was zu einer erfolgreichen Eltern-Kind-Bindung führt und fanden auch heraus, dass es eben wichtig ist, dass das Kind stets freien Zugang zur Brust der Mutter hat".

Ich gehe mit Robin zusammen ins angrenzende Zimmer und stelle mich mit ihm zusammen vor sein Bett. Dann sage ich etwas lauter, um die Ferne zu unterstreichen, „also irgendwie sieht das hier nicht so nach freiem Zugang aus, das erscheint mir zu weit weg, auch wenn die Tür ausgehängt ist".

Herwig erscheint im Türrahmen und betrachtet sein Kind und das Bettchen, dann blickt er ins andere Zimmer in Richtung seiner Frau und dem Stubenwagen. Ich warte ab, doch er zeigt keine weitere Reaktion. „Dann haben andere Wissenschaftler herausgefunden, dass die Temperatur an den Füßen des Neugeborenen abnimmt, wenn es alleine im Bett liegt", sage ich zu Herwig, während ich langsam mit Robin zurückgehe. Michaela sitzt erwartungsvoll im Bett und betrachtet uns.

Da Herwig immer noch im Türrahmen stehen bleibt, gehe ich mit Robin zu ihm zurück und erzähle weiter: „Auch die Eltern profitieren. Ihr Spiegel an Oxytocin, dem Liebeshormon, steigt durch die Nähe zum Kind und weil man es natürlich öfter streichelt, wenn es neben einem liegt. Warum also", frage ich Herwig, „sollte ein System, das sich über Jahrmillionen entwickelt und verfeinert hat, durch eine neurotische Mutter-Sohn-Beziehung zerstört werden?" Ich blicke ihn dabei an.

Herwig zeigt äußerlich keine Reaktion, doch innerlich arbeitet es, wie ich an seinen zuckenden Mundwinkeln erkennen kann. Ich drehe mich zu Michaela um, zwinkere und nicke ihr in Richtung Herwig zu. Sie steht auf und beide fallen sich in die Arme. Herwig schluchzt laut auf. Ich schaue Michaela an und bedeute ihr, dass ich jetzt gehe und sie mich bitte später anrufen möchte. Sie nickt und lächelt dabei.

Robin schläft von da an wieder im Zimmer der Eltern und Michaela hat keinerlei emotionale Probleme mehr. Dagegen thematisieren beide im Wochenbett recht häufig die Mutter-Sohn-Problematik. Herwig ist dies sichtlich unangenehm. „Jetzt hat Michaela ein Kind bekommen und ich sollte sie auf Händen tragen, dabei ist sie jetzt meine Gesprächstherapeutin", sagt er. Michaela beruhigt ihn jedoch: „Ich bin so froh, dass wir endlich das Thema Mutter mal intensiver angehen. Das ist jetzt einfach notwendig".

Kommentar

Als ich vor mehr als 20 Jahren erstmals in einer Klinik mit weinenden Wöchnerinnen konfrontiert wurde, reagierte ich sehr verwundert. Diese jungen Mütter sollten doch eigentlich glücklich sein, sie haben ein gesundes Kind, die Geburt ist gut gelaufen, warum weinen sie dann? Ich beobachtete fasziniert, wie manche der Mütter stundenlang in ihren Betten weinten. Die Visite ging mit einem verständnisvollen: „Die Hormone sind das, das ist ganz normal", darüber hinweg. Die Mütter nickten höflich und weinten weiter.

An einem Wochenende mit wenig Arbeit setzte ich mich an das Bett einer weinenden Mutter, Ich sah sie teilnahmsvoll an und schwieg. Kurz darauf nahm sie meine Hand, knetete sie und erzählte mir von der sie negativ überwältigenden Geburt und ihren familiären Problemen. Auch mit anderen Frauen erging es mir so, niemals waren es nur „die Hormone", weshalb sie weinten. Jede der Frauen trug etwas mit sich herum, das sie aber nicht jedem mitteilen konnten und wollten. Vertrauen spielte dabei stets eine große Rolle.

Seitdem sehe ich das Thema Baby-Blues differenzierter. „Die Hormone" scheinen der Türöffner dafür zu sein, ein Problem, das schon länger vor sich hin köchelt, ans Tageslicht zu bringen. Doch **nur mit Fingerspitzengefühl und Empathie** komme ich hier weiter. Stets bin ich darauf bedacht, nicht zu bohren und keine neugierigen Fragen zu stellen, sondern die Frau zu spiegeln und mich langsam heranzutasten.

Viele Frauen berichten mir, dass diese hormonell bedingte Öffnung nur eine kurze Zeitspanne betrage und es wichtig ist, **zum richtigen Zeitpunkt das lösungsorientierte Gespräch** zu führen. Darauf lege ich bei meinen Wochenbettbesuchen großen Wert und gebe der Frau und mir die Zeit, die wir brauchen, „um die Wohnung aufzuräumen". Gegebenenfalls sage ich einen nicht so wichtigen Hausbesuch ab oder verschiebe ihn.

Durch den intensiven, häuslichen Kontakt können wir Hebammen auch während des Wochenbettbesuchs die jungen Familien an Punkte heranführen, die die bisherige Dynamik gestört haben, auch wenn in diesem Fall vordergründig der Ehemann und die nicht anwesende Großmutter Hauptthema des Wochenbettbesuchs waren. Dafür ist Zeit vonnöten.

Ein Arzt fragte mich einmal: „Was machen Sie eigentlich über eine Stunde bei einem Hausbesuch? Räumen Sie noch die Wohnung auf?" „Sinnbildlich betrachtet sicherlich", antwortete ich ihm.

Michaela sagte später, dass sie ohne ihren Baby-Blues und die gezielte Gesprächsführung dahin sich wohl noch lange nicht an das heiße Eisen „Mutter/Schwiegermutter" gewagt hätten. „Es braucht aber auch Hebammen, die einen dahingehend begleiten", fügte Herwig an.

Auf der anderen Seite kann keine Hebamme ständig stundenlange Hausbesuche bei einem Paar absolvieren – da sie sich selbst damit persönlich, wie finanziell, ausbeutet. Eine Ausbildung in **lösungsorientierter Gesprächsführung**, die dem Hausbesuch in einem akzeptablen zeitlichen Rahmen Tiefe gibt und dem Paar zu Lösungsmöglichkeiten verhilft, ist für eine Hebamme, die sich hier noch unsicher ist, empfehlenswert.

Herwig kannte ich seit der Schwangerschaft seiner Frau als einen Mann, der das intellektuelle Gespräch nicht so sehr schätzt und ein begnadeter Handwerker ist. Mir war klar, dass ich ihm mit knapper, präziser Information und Symbolen in Form von Bildern am besten begegnen kann. Deshalb stellte ich den Vergleich zwischen den beiden Räumen und Entfernungen bildlich dar und Herwig stellte sich sofort in den Türrahmen, um das Ganze in sich aufzunehmen.

Auf die jahrzehntealten Probleme mit seiner Mutter bin ich nicht weiter eingegangen, weil dies nicht meine Aufgabe als Hebamme ist, den Vater gesprächstherapeutisch zu begleiten, sondern der Familie als Ganzes eine effektive und ausreichend tiefe Gestaltungsmöglichkeit ihres Problems aufzuzeigen. Bei guter Begleitung kann das Problem dann von den Eltern als Motor für ihre weitere Entwicklung genutzt werden.

3.2 Milchmangel

Fallbeispiel

Ingrid hatte bei ihren ersten beiden Kindern Probleme mit der Milchmenge gehabt. Sie trank ausreichend, schlief genug, ernährte sich gut und ihre Hormonspiegel – von der Gynäkologin überprüft – seien auch o.k. gewesen. Ihre Eltern waren in den ersten Wochen stets für sie und das Kind da, so dass sie sich sowohl beim ersten, als auch beim zweiten Kind auf das Stillen konzentrieren konnte. Sie pumpte noch zusätzlich ab, nahm Homöopathika und wurde „ständig akupunktiert", doch nur die Sprühstöße Syntocinon®-Spray verhalfen ihr „hin und wieder" zum bekannten Kribbeln des Milcheinschusses.

Die Milchmenge habe aber ab der zweiten Lebenswoche nicht mehr ausgereicht. Ihre Kinder hätten an Gewicht verloren und der Kinderarzt habe zum Zufüttern geraten. Im zweiten Lebensmonat habe sie dann Milchpumpe und Spray abgesetzt und nur noch Fertignahrung gegeben.

Obwohl die Familie sehr besorgt um Ingrid ist, empfinde ich diese Besorgnis schon während der jetzigen Schwangerschaft als aufgesetzt und oberflächlich. So als ob sich die Familienmitglieder damit gegenseitig bekunden, wie aufopfernd sie sich um den jeweils anderen kümmern. Als ich Ingrid vorsichtig und humorvoll darauf anspreche, ernte ich einen eisigen Blick, so als ob ich einen verbotenen Blick hinter das Familiengeheimnis gewagt hätte. Die Fassade dieser Familie ist beträchtlich, da sie sich gegenseitig in ihrem Verhalten bestärken und stützen.

Ingrid vermeidet, wie die ganze Familie, Körperkontakt. Auch die beiden Söhne werden lediglich getätschelt. Niemals sehe ich diese kleinen Buben auf einem Schoß sitzen. Vorgelesen wird, indem sie in ihren Kinderstühlen am Tisch sitzen und ein Erwachsener sitzt über Eck mit am Tisch.

Bei Ingrids Mutter wird drei Monate vor Geburt des dritten Enkelkindes Brustkrebs festgestellt. Die Familie verfährt nach ihrem bisherigen Schema: Sie umsorgen sie rührend, doch keiner verliert ein Wort über den Krebs. Es gibt keine Trauer, keinen Schock. Als ich Ingrid darauf anspreche, zuckt sie verwundert mit den Schultern und meint: „Sie ist ja immerhin über 50".

Hebammenhilfe

Ich schlage Ingrid vor, dass wir bereits in der Schwangerschaft mit dem Anregen der Milchmenge beginnen. Sie hat keine vorzeitigen Wehen, also können wir uns ab der 32. SSW getrost ihren Brüsten zuwenden. Ich bitte sie, sich vor einen Spiegel zu stellen und die Brüste zu betrachten, was ihr sichtlich unangenehm ist. Nach ein wenig Lob über ihre wohlgerundete Oberweite, geht es ihr etwas besser damit und sie führt nun zweimal täglich eine sternförmige Massage durch. Dabei streicht sie mit einem Körperöl, das ihr vom Geruch her angenehm ist, vom Brustansatz bis zum Warzenvorhof und spart diesen ganz aus, bis sie die ganze Brust umrundet hat. Ingrid fühlte sich von Mal zu Mal wohler damit.

In den letzten Wochen vor dem Termin knubbelt sie auch immer wieder an ihren Brustwarzen. Mein vorsichtiger Vorschlag, dass dies auch ihr Mann übernehmen könne und sie dies in ihr Liebesspiel miteinbeziehen könnten, wird wieder mit einem eisigen Blick quittiert.

Nach der unkomplizierten Geburt legte Ingrid ihren Sohn innerhalb der ersten zehn Minuten gleich an. Er trinkt mehr als 30 Minuten an beiden Brüsten und schläft dann selig. Im Abstand von fünf bis sechs Stunden kommt er an den ersten beiden Tagen und setzt reichlich Mekonium und hellgelben Urin ab.

Am zweiten Tag wird Ingrid unruhig. Sie habe das Gefühl, dass es wieder nichts werde mit der Milch, es kribble noch gar nicht und sie wolle nicht wieder dieses ganze Theater. Sie steigert sich sehr in diese Vorstellung, dass es wieder nicht klappen würde, hinein. Ich bitte sie, sich von ihrem Arzt Syntocinon®-Spray (Wirkstoff: Oxytocin) verschreiben zu lassen.

Hebammenhilfe

Brustmassage mit einem Dauerwellenkamm vor jedem Stillen.

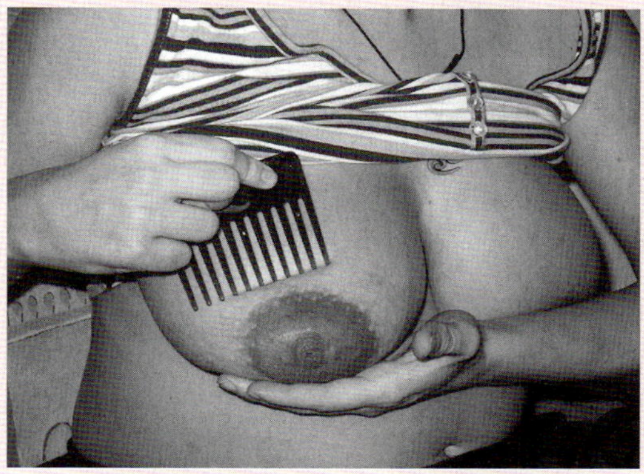

Abb. 3.1 Brustmassage mit dem Dauerwellenkamm (Foto nachgestellt)

Am dritten Wochenbetttag komme ich mit einem neu gekauften Dauerwellenkamm (einem Kamm mit weit auseinanderstehenden Zinken) zu ihr. Ich zeige ihr die schönen runden Kanten und erkläre ihr, dass mit dem richtigen Druck und mehrfach ausgeübt der Kamm den Milcheinschuss fördert. Es gehört aber Geduld dazu, ermahne ich sie freundlich. Alle zwei Stunden, in der darauffolgenden Nacht nur, wenn sie wach ist, streicht Ingrid nun mit dem Dauerwellenkamm ihre Brüste wieder mittels sternförmiger Massage aus. Ihr Sohn gibt sich weiter mit der Brust zufrieden. Da er am dritten Tag keinen Stuhlgang mehr absetzt, darf er von den Eltern bei Unruhe lauwarmes, abgekochtes Wasser gelöffelt bekommen, was er jedoch nicht benötigt.

Am vierten Tag ist Ingrid wieder nahe am Dekompensieren. Es klappe nicht, sie spüre dieses Mal zwar etwas festere und wärmere Brüste als nach den beiden ersten Geburten, aber kein Kribbeln. Sie ist nahe daran, alles hinzuschmeißen, obwohl sie eine Veränderung wahrnimmt.

Sie fängt an zu schwimmen, das ist Neuland für sie, denke ich mir, ich muss jetzt Vertrautes ins Spiel bringen. Deshalb bitte ich sie, zwei Sprühstöße Syntocinon®-Spray über jedes Nasenloch aufzunehmen und danach gleich mit der Dauerwellenkammmassage zu beginnen. Als sie die zweite Brust massiert, zuckt sie auf einmal kurz zusammen und ruft erfreut: „Es kribbelt". Ich bitte sie mit dem Dauerwellenkamm weiter fortzufahren. Danach legt sie ihren Sohn an und sie berichtet, dass sich ihre Brüste danach weicher anfühlen.

Das Eis scheint gebrochen, doch Ingrid zaudert weiterhin und glaubt nicht daran, dass sie es schafft, wieder einen solchen Erfolg zu haben. Ich bitte sie nun, vor jedem Stillen zwei Hübe Syntocinon®-Spray einzunehmen und danach gleich die Massage mit dem Kamm durchzuführen. Es klappt jedes Mal. Am nächsten Tag reduzieren wir die Hübe auf einen pro Nasenloch. Da Ingrid dabei manchmal ein geringeres Kribbeln spürt, bitte ich sie, nach ihrem Gefühl ein oder zwei Sprühstöße zu verabreichen. Dieser Hinweis beruhigt sie und sie berichtet mir am fünften Tag, dass sie fast immer nur einen Sprühstoß benötigt habe.

Am siebten Tag – ihr Sohn hat inzwischen sein Geburtsgewicht erreicht – setzt sie hin und wieder mit den Sprühstößen aus, massiert aber weiterhin vor jedem Stillen mit dem Dauerwellenkamm. Da sie bei jeder Massage einen deutlichen Milcheinschuss verspürt, setzt sie wenige Tage danach das Syntocinon®-Spray ganz ab. Die Massage behält sie die ersten Wochen weiterhin – auch nachts – bei.

Erst als sie – sehr erkältet – in einer Nacht zu schlapp zum Massieren ist, stellte sie fest, dass der Milcheinschuss auch ohne Massage funktioniert. Sie massiert hin und wieder in den darauffolgenden Monaten bei Wachstumsschüben des Kindes, wenn sie sich unsicher ist, ob die Milchmenge auch wirklich ausreicht.

Kommentar

Ingrid war glücklich und zufrieden, dass sie ihr Kind mit derart geringem Aufwand dieses Mal stillen konnte. Ich war erleichtert, dass die Verknüpfung Dauerwellenkamm – Syntocinonspray tatsächlich bei ihr, der sehr zaudernden Mutter, geklappt hatte. Ich war auch froh darüber, dass sie sich nicht von ihrem Gynäkologen verunsichern ließ, der von der Zauberkiste gewisser Hebammen sprach, wo es doch ein rein pharmakologischer Erfolg gewesen sei. Warum hat es dann bei den ersten beiden Kindern rein pharmakologisch nicht geklappt?

In meiner „Zauberkiste" lagen neben Syntocinon®-Spray:

- Ingrids Körperfremde aufweichen,
- Zugang zu ihrer Weiblichkeit, ihren Brüsten finden, nicht nur oberflächlichen, sondern innigen Kontakt zu ihnen herstellen über die beständige Beschäftigung mittels Massage mit ihnen,
- nach der Geburt des Kindes den Körperkontakt und die Bindung zwischen Mutter und Kind fördern, indem sie ihren Sohn gleich hochnimmt und ihn selbst den Weg zu ihrer Brust finden lässt,
- ständige Bestärkung, wie zufrieden ihr Sohn ist, wie gerne er an der Brust trinkt,
- während der Krise Verknüpfung mit dem bekannten Syntocinon®-Spray
- und dabei Mitgabe einer weiteren Ressource, dem Dauerwellenkamm, der bei vom sanften Druck her richtig angewandter Massage dem Milcheinschuss sehr ähnelt, ein Kribbeln hervorruft
- und schließlich Bestärkung im Selbstmanagement „Es ist dein Körper, du kennst ihn am besten, du weißt alleinig die Lösung, ich gebe dir lediglich Hilfestellung".

Den Kniff mit dem **Dauerwellenkamm** wende ich seit Jahren hin und wieder an, wenn Frauen über Milchmangel klagen. Manchen Frauen ist es auch angenehmer, volle Brüste mittels Kamm und nicht direkt mit den Händen auszustreichen. Sie haben das Gefühl, dass die Milch dann besser zum Fließen kommt. Die Verknüpfung von Syntocinon®-Spray habe ich bisher nur bei Ingrid angewandt.

Quelle

Den Kniff mit dem Dauerwellenkamm kenne ich von einer Schweizer Kinderkrankenschwester, die ihn in der Klinik bei Müttern von Frühgeborenen und insgesamt trinkschwachen Kindern immer wieder anwendet.

3.3 Milchstau

Fallbeispiel

Solveig ist acht Wochen nach der Geburt ihrer Tochter Margarete wieder in ihren Beruf zurückgekehrt. Sie arbeitet als Assistentin der Geschäftsleitung eines großen Unternehmens. Ihre Tochter stillt sie voll. Sie hat ihre Mutter als Kindermädchen angestellt und pumpt jede zweite Stillmahlzeit ab, während ihre Mutter die Tochter zur anderen Mahlzeit in ihr Büro bringt.

Acht Wochen klappt dies hervorragend, dann ruft Solveig mich an und klagt über einen Milchstau in ihrer rechten Brust. Sie habe das Gefühl eines harten Knotens und das Gebiet drumherum sei leicht gerötet. Insgesamt fühle sie sich gut, sie habe keine Temperatur und das Stillen wie auch das Abpumpen seien weiterhin kein Problem. „Hättest du mir jetzt einen schnellen Tipp, wir können ja später noch einmal ausführlicher telefonieren?", fragt sie, „ich muss in einer knappen halben Stunde in einem Meeting sein".

Hebammenhilfe

Hebammenhilfe

Gekühlte Kohlblätter – eine diskrete Therapiemöglichkeit für berufstätige Mütter.

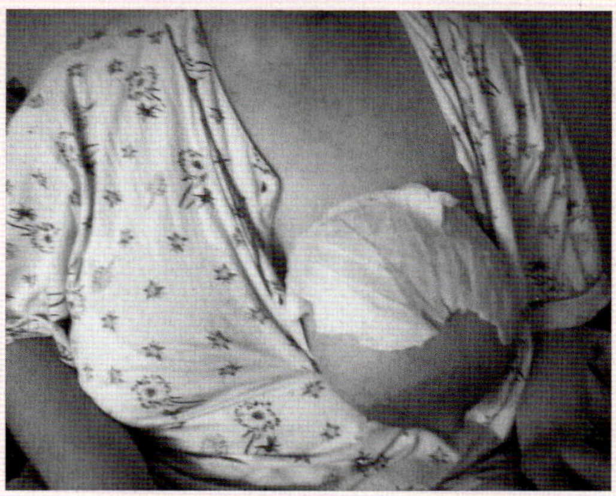

Abb. 3.2 Kohlblättereinlage bei Milchstau (Foto nachgestellt)

Ich bitte sie aus der Kantine zwei Kohlblätter zu besorgen. Diese solle sie dann mit einer Flasche, da sie ja in ihrem Büro kein Nudelholz habe, ein wenig weich nudeln und anschließend bis kurz vor der Besprechung ins Eisfach ihres Kühlschranks legen. „Dann legst du dir das eine Blatt direkt auf die gerötete Stelle in deinen BH hinein. Das andere Blatt schlägst du in Frischhaltefolie und legst es in den Kühlschrank", erkläre ich.

Eine Stunde später meldet sie sich wieder und ist sehr angetan von dieser „unsichtbar kühlenden Methode". „Als das eine Blatt langsam warm wurde bin ich kurz nach draußen gegangen und habe die Blätter einfach ausgetauscht. Genial und superdiskret ist das", berichtet sie.

Da die Kohlblätter jedoch nur das Symptom lindern, frage ich Solveig nach der möglichen Ursache des Staus und sie erzählt, dass sie sich auch schon Gedanken gemacht habe und der Meinung sei, dass ihr die Tochter tagsüber doch sehr fehle. „Mein Chef ist zwar unglaublich großzügig, aber die Arbeit muss eben auch gemacht werden", fasst sie nüchtern ihre Situation zusammen. „Wie wäre es, wenn dir Deine Mutter Margarete zu jeder Stillmahlzeit bringt, du dann noch ein wenig mit ihr schmust und du dafür abends einfach etwas länger arbeitest?", frage ich. „Hm, das ist gar keine so schlechte Idee", meint Solveig, „zwar wird das meinen Mann nicht so begeistern, aber alles ist nun mal nicht machbar".

Solveig legt sich insgesamt zwei Tage die Kohlblätter auf, dann sind Rötung wie Knoten verschwunden. Das Gefühl eines blauen Flecks an dieser Stelle bleibt noch für drei weitere Tage.

Während der Stillzeit hat sie keinen weiteren Milchstau mehr. Margarete stillt sie nun zu jeder Mahlzeit im Büro und schmust hinterher noch ein wenig mit ihr. Solveig resümiert: „Die Arbeit geht mir jetzt noch mal viel flotter von der Hand, weil ich mich schon auf den nächsten Besuch von Margarete freue und in der Zwischenzeit so viel wie möglich erledigt haben möchte.

Kommentar

Eine kleine Anekdote möchte ich nicht unerwähnt lassen. Solveig dolmetschte während ihrer zwei Tage als Kohlblattträgerin eine englische Geschäftsdelegation. Sie erzählte, dass sie sich die ganze Zeit über beherrschen musste nicht lauthals loszulachen, da wir Deutschen von den Engländern den Spitznamen „Krauts" bekommen haben – als Überbleibsel der Nachkriegszeit wegen unserer angeblichen Vorliebe für Sauerkraut. Solveig musste nun ständig daran denken, dass sie als „Kraut" auch noch ein solches in ihrem BH trug.

Verwundert war Solveig, als ich ihr erzählte, dass gerade die englischen Hebammen diesen Tipp sehr häufig an ihre Frauen weiter geben: Global world!

> **!** **Solange noch keine Mastitis besteht,** habe ich mit kühlen Kohlblättern die gleichen guten Erfahrungen gemacht wie mit Quarkumschlägen, kühlen Gelkissen oder Thymianumschlägen. Da diese Sachen viel aufwändiger und vor allem nicht so diskret zu tragen sind, empfiehlt sich zumindest für berufstätige Frauen die Kohlblattvariante.
>
> Noch besser wäre sicherlich ein Ausruhen zu Hause.

3.4 Mastitis

Fallbeispiel

Alexa hat aus erster Ehe einen achtjährigen Sohn. Sie lebt nun bei ihrem zweiten Mann und wird von einem Au-pair-Mädchen unterstützt. Vor fünf Monaten hat sie ihren zweiten Sohn Sam bekommen. Alexa ist beruflich als Übersetzerin sehr engagiert und ehrgeizig. Ihr gesamtes Umfeld leidet darunter, wenn sie gerade unter Druck wegen eines anspruchsvollen Auftrags steht, besonders ihr achtjähriger Sohn Rouven. Bei ihm ist ADHS diagnostiziert worden und Alexa zögert noch, ihm Ritalin zu geben, „obwohl das sicher einiges erleichtert". Ihr Mann Gregor ist eher zurückhaltend und äußert sich meist nur auf Ansprache zu einem Thema.

Er ruft mich morgens an und berichtet, dass Alexa die halbe Nacht vor Schmerzen in der Brust geweint und leichtes Fieber von knapp 39 °C habe. Wir vereinbaren einen Termin am Vormittag.

Hebammenhilfe

> **Hebammenhilfe**
>
> - Nach Stressfaktoren suchen und diese reduzieren
> - Quarkwickel oder Retterspitzauflagen zwischen den Stillmahlzeiten
> - Heißer Lappen vor dem Anlegen
> - Bettruhe!

Alexa liegt blass und übernächtigt im Bett. Neben ihr im Kinderbett schläft Sam. Ich wende mich gleich ihrer Brust zu. Die rechte untere Innenseite ist gerötet. Ein Knoten ist zu tasten und äußerst schmerzempfindlich. Ich frage nach einer Veränderung des Trinkverhaltens, nach Stress, nach einem BH, der abschnürt. Alexa verneint alles. Auch mit ihrem Mann gäbe es keine Probleme.

„Und Rouven?", frage ich. Alexa verdreht die Augen und sagt: „Ach der kann mir bald mal gestohlen bleiben". „Darf ich ihn mitnehmen?", frage ich freundlich. Alexa lacht kurz auf: „Ja, ja, du wieder mit deinen Scherzen".

„Das meine ich ernst, Alexa, ich nehme ihn mit, wenn er dir gestohlen bleiben kann. Warum redest du so von deinem Kind?", interessiert mich. Alexa wird aggressiv: „Er hält sich an nichts. Er war in der Schule wieder unmöglich. Er ist unmöglich". „Was fehlt ihm?", frage ich sie. „Guck dich doch mal in seinem Zimmer um, er hat doch wirklich alles. Er wird von seinem Au-pair herumgefahren, zum Sport, zu seinem Freund ..."

„Stimmt", unterbreche ich, „er hat wirklich viel, nur die Mutter fehlt in dieser Auflistung". Alexa wird noch blasser. „du kannst nicht von mir erwarten, dass ich jetzt Hausmuttchen werde, nur weil ich einen Sohn habe, der viel Mutter braucht", sagt sie beherrscht, „schließlich arbeitest du auch".

„Da hast du recht. Keiner will dir deinen Beruf wegnehmen und es wäre auch wirklich schade, auf deine guten Übersetzungen zu verzichten, aber hast du dir einmal überlegt, wie du Rouven wieder näherkommen könntest?" Alexa ist ratlos. Sie habe extra lange ein passendes Au-pair-Mädchen gesucht, da sie einfach nicht mehr mit ihrem Sohn klarkomme und beide verstünden sich auch sehr gut. „Ja, nur ist sie in ein paar Monaten wieder weg und was ist dann mit Rouven?", frage ich, „soll er sich wieder auf ein neues Au-pair einstellen? Jedes Jahr eine neue Bezugsperson? Also ehrlich Alexa, wer da keinen Vogel kriegt ist nicht normal, also freue dich über deinen gesunden Sohn!"

Alexa ist nachdenklich geworden. In ihr tobt Verschiedenes, das ist ihr anzumerken. Sie will überall gut und perfekt sein. Sie will beste Lösungen finden. Und Schwächen? „Wie geht es dir denn so mit deinem vorübergehenden Knockout?", frage ich sie. „Ach, ich hätte heute eine Übersetzung fertig machen sollen und ..." „Und wie geht es dir dabei", unterbreche ich sie. „Du meinst wie es meinen Gefühlen geht?", fragt sie allen Ernstes. „Ja, genau, wie es deinen Gefühlen geht", entgegne ich.

„Die lasse ich weniger zu, weil ich dann nicht mehr alles auf die Reihe kriege", analysiert sie. „Kann es sein, dass Rouven ein wenig von dieser sterilen Ordnung in Unordnung bringen muss?", will ich wissen. Alexa schmunzelt: „Das kann es schon treffen. Meine sterile Ordnung in Unordnung bringen." „Kann ich Rouven holen?", frage ich. Alexa zieht die Augenbrauen hoch und nickt dann mit zusammengezogenem Mund.

Rouven will weiter Gameboy spielen, doch ich klemme ihn mir scherzhaft unter den Arm, während er versucht, mir zu entwischen. Er hat offensichtlich keine Lust auf seine Mutter. Und seine Mutter nicht auf ihn. „Rouven, ich will dir mal was zeigen", locke ich ihn, „sieh dir mal die Brust von deiner Mama an". Alexa packt die gerötete Brust aus und ich bitte sie, die andere auch noch auszupacken. „Rouven, was siehst du?", frage ich ihn. „Die eine ist da an der Seite rot und die andere nicht", antwortet er artig. „Hm. Nun hat deine Mama zwei Busen und zwei Söhne. Wer könnte denn der eine und wer könnte der andere sein?"

„Na ich bin der rote und der Sam kriegt die andere", erwidert er. „Der rote Busen tut der Mama aber weh. Magst du ihn trotzdem?", will ich wissen. „Ja, weil ich ihr auch weh tu, sie weint dann immer", sagt er ungerührt. „Und warum tust du der Mama weh?", frage ich weiter. „Weil sie doof ist und langweilig und immer nur in ihrem Büro hockt, die Aline ist viel besser. Sie sagt mir immer geile Schimpfwörter auf Französisch und spielt immer super mit mir", berichtet er und will sich umdrehen und gehen. Ich halte ihn zurück: „Deine Mama will dir noch sagen, warum ihr Busen so rot ist".

Rouven bleibt neben mir stehen, mehr weil er in mir eine kleine Autorität sieht, als dass er große Lust auf das hat, was hier so läuft. Alexa blickt ihn schweigend an. Mir gefriert das Herz. Wie weit die beiden voneinander entfernt sind. Oder scheinen? Schließlich beginnt sie: „Rouven, es tut mir leid, dass ich so wenig Zeit für dich habe. Wollen wir was zusammen spielen?" Rouven verzieht sein Gesicht verächtlich: „Das kannst du doch gar nicht. Und wenn dann spielst du echt voll blöd".

„Wolltest du ihm nicht etwas über deine Gefühle sagen?", wende ich mich an Alexa. Sie schweigt. Ich bitte Rouven sich neben seine Mutter zu setzen und gebe ihm Öl auf seine Finger: „Magst du damit ganz ganz vorsichtig den weißen Busen Deiner Mama massieren, der gesund ist?", bitte ich ihn. Sachte massiert er die eine Brust und Alexa ist gerührt. „Du bist ja ein ganz toller Masseur", lobe ich ihn. Andächtig fährt er mit seiner Massage fort.

Alexa will zu einem intellektuellen Diskurs ausholen, doch ich bitte sie die Massage zu genießen. „Und jetzt gehe ich zum roten", sagt Rouven urplötzlich und legt seine Finger auf die rote Stelle. Alexa zuckt kurz zusammen, lässt sich dann jedoch auch an dieser Brust massieren. Ich hole den schlafenden Sam aus seinem Stubenwagen und laufe mit ihm kurz umher, reibe seinen Rücken und sage ihm, dass seine Mutter eine volle Brust habe, die ihr weh tue und er ihr jetzt helfen darf, indem er ganz kräftig und viel trinkt. Wir legen ihn sogleich an der geröteten Seite an, während Rouven die Milch in den Mund seines Bruders streichen darf. Alexa hält tapfer durch. Ich frage Rouven, ob er seiner Mutter jetzt öfter den Busen massieren möchte. Er hört anscheinend nicht, weil er andächtig weiter massiert und nicht reagiert.

Ich verabschiede mich, nachdem ich mit Alexa noch das weitere Vorgehen: Quarkwickel oder Retterspitzauflagen zwischen den Stillmahlzeiten, heißer Lappen vor dem Anlegen und Bettruhe, besprochen habe.

Alexa ruft mich am übernächsten Tag wieder an. Die Rötung und das Fieber seien seit dem Morgen verschwunden, sie habe noch das Gefühl eines blauen Flecks an der Stelle. „Und wie geht es dir mit Rouven?", frage ich. „Er massiert mir jetzt jeden Tag mehrmals die Brust. Soll er das weiter machen?", will sie wissen. „Möchtest du es denn?", interessiert mich. „Es scheint ihm ja gut zu tun, also machen wir es weiter, bis er keine Lust mehr darauf hat", erwidert sie. „Hast du denn Lust darauf?", hake ich nach.

„Was mich am meisten verblüfft ist", beantwortet sie wieder nicht meine Frage, „dass ich ihm das nie zugetraut hätte". „Alexa", frage ich, „darf ich mir etwas von dir wünschen?". „Ja", sagt sie verwundert. „Könntest du dir jeden Tag mehrmals einige Minuten in deinen Timer für Rouven eintragen?. Also morgens beim Aufstehen oder frühstücken, dann mittags, wenn er nach Hause kommt, und auch abends und immer zwischendurch, wenn du daran denkst. Könntest du ihn dann einfach in den Arm nehmen oder auf den Schoß setzen, wenn er das noch möchte oder dich eng neben ihn setzen und ihm eine Geschichte vorlesen oder mit ihm zusammen im Bett liegen und kuscheln? Darf ich mir das von dir wünschen?" Alexa ist offensichtlich sprachlos. „Ja, aber das betrifft doch Rouven. Davon hast du doch nichts", sagt sie verwundert. „Darf ich es mir dann für Rouven wünschen?", frage ich nach. „Ja, das mache ich natürlich", sagt sie bestimmt.

Weiterer Verlauf

Alexa hat mein Wunschprogramm tatsächlich „durchgezogen" und die Überbrückungszeit zwischen Aline und dem neuen Au-pair von fast drei Monaten sehr gut mit Rouven zusammen gemeistert. „Er ist doch ein recht lieber Kerl", sagte sie mir neulich. „Kuschelt ihr immer noch regelmäßig?", hörte ich mich fragen. „Ja, wie lange meinst du, soll ich das denn noch mit ihm machen?", fragte sie zurück. „Also am besten, so lange es geht", erwiderte ich. Alexa nickte zufrieden.

Kommentar

Alexa, dem intellektuellen Sprachgenie, in ihrer Mutterrolle begegnen, war für mich eine spannende Sache. Jeder Mensch hat Stärken und Schwächen, auch wir Hebammen arbeiten nicht immer perfekt. Deshalb suche ich immer nach den **Ressourcen, an denen ich anknüpfen kann**, um der Frau und ihrem individuellen Problem gut zu begegnen. Ich versuche mich dabei in sie hineinzuversetzen. Bei Alexa merkte ich, dass ich dabei sogar ihre stoische Art zu reden und ihre distanzierte Wortwahl annahm. Es ist dann einfach so, als ob ich Alexa selbst spiegele, bis wir eine Lösung für das Problem gefunden haben.

Bettruhe ist ein unverzichtbarer Bestandteil bei Mastitis. Da sich viele Frauen dabei sehr abgeschlagen und an eine beginnende Erkältung erinnert fühlen, ist es meist nicht schwer, ihnen die Bettruhe zu vermitteln.

Anders sieht es manchmal bei den Partnern und anderen **Familienmitgliedern** aus. Ich spreche mit allen – egal welches Alter – und bringe ihnen altersgerecht die Situation ihrer Frau/Mutter/(Schwieger-)Tochter nahe. Die Frau soll nicht auch noch für ihre Ruhe kämpfen müssen. Falls die Frau keine Unterstützung hat, weil der Mann arbeiten muss, sorge ich auch für die Organisation einer **Haushaltshilfe**. Zur Eindämmung der Entzündung sind **Quarkwickel** empfehlenswert. Wenn die Frauen „das Geschmiere" auf eine Mullwindel nicht mögen, schlage ich ihnen vor, den Quark etwa einen Zentimeter dick auf eine Einmalwindel ihres Kindes zu streichen, in die sie in die Mitte zuvor eine Öffnung für ihre Brustwarze geschnitten haben. Wenn diese Packung warm wird, muss sie sofort entfernt werden. Die Entsorgung ist problemlos.

Vor dem Anlegen ist ein gut warmer Lappen empfehlenswert, während zwischen den Stillmahlzeiten das Kühlen der Brust mit Quarkwickeln (alternativ Retterspitzumschläge) Priorität hat.

3.5 Abstillen/ Rezidivierender Milchstau

Fallbeispiel

Kirsten hat ihr zweites Kind gut acht Monate voll gestillt. Sie würde gerne weiter stillen, doch ihr Kind verweigert zusehends die Brust. Es hat zehn Zähne und beißt sie immer wieder beim Stillen. Mehrfach hat sie mich angerufen, um mir von einem Milchstau zu erzählen, den sie alleine „hingekriegt" habe.

Bei jedem Telefonat spüre ich eine Ungewissheit in mir. Ich frage sie, ob sie Hilfe brauche, doch sie gibt mir zu verstehen, dass es ihr reiche, wenn ich ihr nur zuhöre und bestätige, dass sie alles richtig gemacht habe.

Mich stellt das nicht zufrieden, da ich das Gefühl habe, dass da noch etwas anderes dahinter stecken könnte. Als sie mich wieder anruft und von einem erneuten Milchstau am vergangenen Wochenende erzählt, frage ich sie, ob wir uns nicht einmal zu einem Gespräch treffen wollen, um dem ständig wiederkehrenden Milchstau einmal auf den Grund zu gehen. Sie ist sofort einverstanden.

Hebammenhilfe

Hebammenhilfe

Psychosoziale Ursachenforschung.

Kirsten packt nach einem kurzen Gespräch über die möglichen Ursachen (Brust nicht warm genug eingepackt, Kind hat eine Nacht durchgeschlafen, Ärger mit der Nachbarin gehabt) auf einmal ihre beiden Brüste aus und nimmt sie in die Hand: „Weißt du, jetzt geht es ja noch, aber ich habe große Angst, wenn ich dann ganz abgestillt habe. Ich habe sowieso schon sehr kleine Brüste, aber dann ist so gut wie gar nichts mehr da. Deshalb will ich so lange wie möglich weiter stillen". „Das kannst du ja auch", entgegne ich. „Ja, aber Patrick will ja kaum noch trinken, ich muss ihn manchmal richtig zwingen und dann merke ich, er macht es fast nur mir zuliebe und das ist ja auch keine Lösung", sagt sie traurig.

„Wo könnte denn eine Lösung sein?", interessiert mich. Kirsten denkt nach. „Das habe ich mir auch schon überlegt und ich glaube, dass ich mir über kurz oder lang die Brust vergrößern lassen muss", sagt sie schließlich. „Warum?", will ich wissen. „Weil ich mich so unwohl fühle. Überall gucke ich mir die Brüste der Frauen an, ich habe mir sogar schon, lache jetzt bitte nicht, eine Nacktzeitschrift gekauft und mir die Brüste dort angeguckt und das hat mich noch mehr runtergezogen. Ich habe mir gleich Patrick geschnappt und noch einmal angelegt", erzählt sie verschämt.

„Ich lache nicht darüber", sage ich, „ich denke nur, dass das die absolut falsche Adresse ist, denn dort müssen ja Frauen mit großen Brüsten sein, da die Käufer etwas sehen wollen. Was sagt denn dein Mann dazu?"„Das ist gut, dass du das ansprichst", antwortet sie, „denn das finde ich schon seltsam. Er sagt, dass er mehr auf androgyne Frauen steht und die hätten nunmal keine großen Brüste, das würde ja auch gar nicht zusammenpassen".

„Ah ja, und was findest du daran seltsam", interessiert mich. Kirsten denkt lange nach: „Dass ich glaube, dass das nicht sein kann, weil Männer in meinen Augen anders ticken und sie doch sehr viel mehr Wert auf unsere Oberweite legen, als wir uns eingestehen wollen".

Ich lache. „Darf ich dir sagen, dass ich kaum eine Frau kenne, die so intensiv über dieses Thema nachdenkt und ich mir nicht vorstellen kann, dass es Männer gibt, die noch mehr darüber nachdenken, als du dies tust? Ich höre immer nur Brüste", entgegne ich. Kirsten lacht jetzt auch. „dein Mann hat kein Problem damit. Habe ich das richtig verstanden", frage ich Kirsten, die nickt. „Was ist also das Problem, das dahinter steht?"

„Ich denke, dass ich mich nach einer Brustvergrößerung einfach besser fühle, weil mir meine Silhouette besser gefällt", antwortet sie. „Damit wäre das Symptom bekämpft, aber nicht die Ursache", werfe ich ein, „Was machst du denn, wenn dir hinterher die Narben Probleme machen oder dir die operierte Brust nicht gefällt?". Kirsten wirkt ratlos: „Ein Problem ist auch, dass mein Mann das alles gar nicht mehr hören mag, weil er sagt, er glaubt es bald selbst, was ich da immer rumjammere".

„Aha, das ist ja geschickt, du fädelst das also so ein, dass du dein Umfeld als Komplizen einspannst ...aber für was eigentlich?“, will ich wissen. Kirsten ist noch ratloser. „Magst du nicht nach Hause gehen und dich vor den Spiegel stellen und deinem Busen danken, dass er deine Kinder so wunderbar ernährt hat? Magst du ihn nicht streicheln, weil du ihm ansiehst, dass er viel geleistet hat die vergangenen Jahre und nun einfach etwas müde ist? Magst du ihm nicht einfach gutes Essen geben, damit er sein Unterhautfettgewebe langsam wieder aufbauen kann und damit wieder propperer wird?“

Kirsten fängt an zu weinen und streichelt ihre Brüste über dem Pullover und antwortet:„Ich bin schon ziemlich oberflächlich, das kam auch einmal bei einer Supervision heraus. Ich habe halt immer viel mit Körpereinsatz gemacht und da macht es mir Angst, wenn sich da etwas verändert. Da habe ich richtig Panik, dass mein bestes Werkzeug den Bach hinuntergeht“.

„Ja, wenn deine Hülle dein bestes Werkzeug ist, wird es schwierig. Der Körper ist Ausdruck unseres Inneren, je älter wir werden, um so mehr“, entgegne ich, „kennst du das: Mit 20 haben wir das Gesicht, das wir von unseren Eltern mitbekommen haben, mit 40 das, das uns das Leben gegeben hat und mit 60 das, das wir verdient haben“. Kirsten horcht auf und nickt dann lächelnd. „Ich bin es halt überhaupt nicht gewohnt, meinem Körper für irgend etwas zu danken, da muss ich mich wirklich noch umpolen“, sagt sie, „ich habe ihn genutzt, um mir die richtigen Männer zu angeln ...“ „... und den richtigen Mann hast du dir ja auch geangelt. Er steht auf kleine Brüste“, beschließe ich das Gespräch. Kirsten lacht und verabschiedet sich zufriedener.

Weiterer Verlauf

Sie hat ihren Sohn wenig später „im Reinen mit sich“ ganz abgestillt und danach vier Kilo zugenommen, um ihrem Busen „etwas Gutes“ zu tun: „Ich habe zwar jetzt nicht mehr Kleidergröße 36, sondern 38, aber es geht uns allen gut damit und mein Mann sagt, ob 36 oder 38 ist doch vollkommen egal, Hauptsache ich bin zufrieden und nörgle und jammere ihm nicht ständig etwas vor“.

Kommentar

Noch vor 10 Jahren hätte ich ein solches Gespräch nicht für möglich gehalten, doch die Zahl der Frauen, die nach plastischen Operationen verlangen, steigt stetig und fordert uns deshalb auch als Hebammen. Die dahinterliegenden Ursachen finde ich sehr interessant. Sie spiegeln den heutigen narzisstischen Zeitgeist wider.

Kirstens Selbstwertthematik habe ich nur angerissen. Ich bin ihre Hebamme und das Thema war Abstillen und rezidivierender Milchstau.

3.6 Wadenkrämpfe

Fallbeispiel

Veronika hatte zu Beginn ihrer dritten Schwangerschaft bereits über starke Wadenkrämpfe abends und nachts geklagt. Auch von ihren ersten beiden Schwangerschaften kannte sie dieses Übel. Sie behalf sich mit Magnesiumtabletten, die ihr jedoch wegen der ständigen Diarrhö als Nebenwirkung ein Gräuel waren.

Ich fragte sie, ob sie es stattdessen nicht lieber mit einer Banane täglich oder Aprikosen und einem magnesiumhaltigen Mineralwasser, von dem sie täglich mindestens zwei Liter trinkt, probieren wolle. Sie könne ja immer noch zurück zu ihren Tabletten, wenn dies nichts bringe.

Bereits nach wenigen Tagen wurden die Krämpfe weniger und verschwanden nach zwei Wochen völlig, was die Tabletten nie geschafft hatten. Auch die Diarrhö war nach zwei Tagen verschwunden. Sie behielt ihren Bananenkonsum bei, auch nach der Geburt.

Am 8. Lebenstag ihres Kindes ruft ihr Mann Heiko spätabends bei mir an: „Veronika hat einen heftigen Wadenkrampf. Ich habe ihr gleich Gegendruck gegeben, wie wir es auch im Sport machen. Er wurde auch besser, dann wieder stärker. Er wechselt so hin und her und der Gegendruck hilft nur kurz. Sie weint vor Schmerzen. Können wir etwas tun, damit es schnell besser wird?“

Hebammenhilfe

Hebammenhilfe

- **Prophylaxe:** 1 – 2 Bananen oder Aprikosen plus 2 Liter magnesiumhaltiges Mineralwasser pro Tag
- **Akuthilfe:** Massage des muskulären Gegenspielers (M. peroneus)

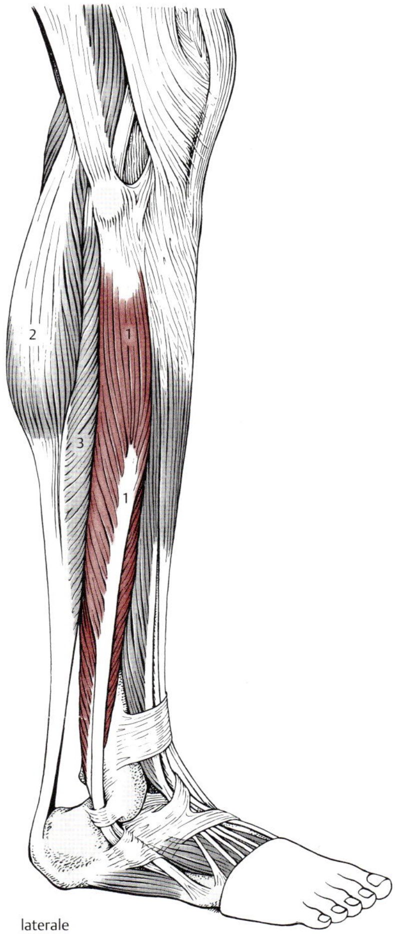

Abb. 3.3 Unterschenkelmuskulatur (aus: Platzer, Taschenatlas Anatomie, Band 1, Thieme Verlag, 9. Aufl. 2005)

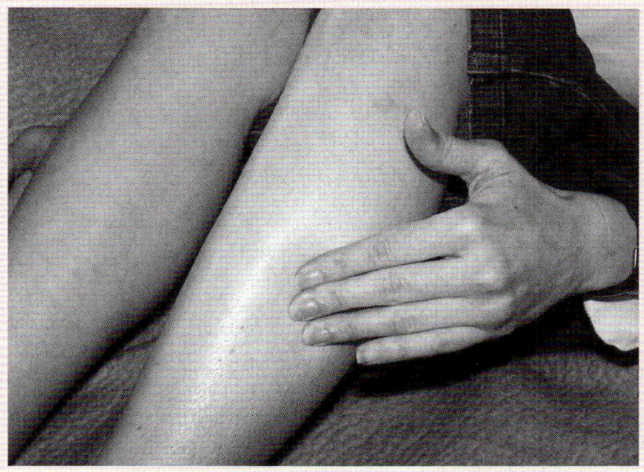

Abb. 3.4 Massage des Musculus peroneus bei Wadenkrampf (Foto nachgestellt)

Ich bitte Veronika, ihre Kniescheibe zu tasten und dann ein Stück nach rechts außen unten zu gehen, zu einem Knochenvorsprung, dem Wadenbeinköpfchen. „Jetzt stellst du dir die Linie zwischen diesem Vorsprung und deinem Außenknöchel vor", bitte ich sie, „hebst deinen Fußaußenrand in Richtung Knie hoch und massierst das obere Drittel dieser gedachten Linie mit zwei bis drei Fingern nach unten".

Schon nach wenigen Sekunden gibt Veronika über seufzende Laute zu verstehen, dass es besser wird. Das krampfende Gefühl bestand bei ihr noch ein paar Stunden, wurde aber mit der Massage von Mal zu Mal besser. Sie wechselte nun ab zwischen ein und zwei Bananen täglich. Während der Stillzeit trat kein weiterer Wadenkrampf mehr auf.

Kommentar

Während einer Geburt bekam eine Frau in der Eröffnungsperiode einmal einen Wadenkrampf, der derart heftig war, dass selbst Mann und Freundin mit der Frau weinten. Der sofort durchgeführte Gegendruck (Vorderfuß in Richtung Schienbein drücken) minderte den Schmerz nur unwesentlich. Der Krampf hielt mehrere Minuten in auf- und abschwellenden Wellen an, bis er nach dem Auflegen von Eiskompressen weitestgehend verschwand. Damit behalf sich die Frau auch in den ersten Wochenbetttagen, wenn sie das Gefühl beschlich, dass der Krampf wieder auftreten könnte. Die Geburt störte er empfindlich und die Frau reagierte mit einer vorübergehenden Wehenschwäche. Nach einem warmen Bad, das vom Krampf betroffene Bein legte sie auf den Rand der Wanne, stellten sich die Wehen wieder von alleine ein und sie konnte problemlos gebären.

Quelle

Nach diesem eindrücklichen Erlebnis machte ich mich auf die Suche. Schließlich konnte mir die Physiotherapeutin Birgit Grau den obigen Tipp mit auf den Weg geben, den ich nun schon mehrfach erfolgreich angewandt habe.

Laut Birgit Grau lohnt es sich, bei muskulären Problemen nach dem muskulären Gegenspieler (Antagonisten) zu schauen, da sich dort oft die Wurzel des Problems befindet. Beim Heben des seitlichen Fußrandes (= Pronation) sind die Mm. peronei maßgeblich beteiligt. Beim Heben des medialen Fußrandes (= Supination) sind der M. gastrocnemius und der M. soleus aktiv. Beide sind also Gegenspieler.

Hat der eine zu viel Spannung, erschwert er es dem anderen, sich richtig zu kontrahieren. Dieser arbeitet so ständig gegen erhöhten Widerstand, bis er sich dadurch selbst verspannt. Oft bekommt man erst dann Probleme, wenn sich der Antagonist auch verspannt hat.

> ! Mit der Massage des Muskelbauches des Antagonisten behebt man somit das eigentliche Problem des zuerst betroffenen Muskels.

Zu magnesiumhaltigen Mineralwässern: In einer doppelblinden Crossover-Studie wurde bei gesunden Männern getestet, wie gut Magnesium aus Mineralwasser resorbiert wird, das 281 mg/l, 120 mg/l oder nur 8 mg/l Magnesium enthält. Zudem wurde die Magnesiumaufnahme nach der oralen Einnahme einer 150 mg-Mg-Kapsel geprüft. Die beiden magnesiumreichen Wässer schnitten genauso gut ab, wie das Magnesiumpräparat (O. Karagülle et al., Fosch Komplementärmed 2006; 13;9 – 14).

Für Frauen bzw. Schwangere habe ich keine vergleichbare Studie gefunden. Ich informiere die Schwangeren darüber und sie entscheiden dann, ob sie – sofern notwendig – lieber zu einem Magnesiumpräparat oder einem magnesiumreichen Mineralwasser greifen.

3.7 Neugeborenenikterus

Fallbeispiel

Helga hat ihr erstes Kind eine Woche vor Termin in einer Klinik bekommen. Die Geburt wurde aufgrund eines pathologischen CTGs mit Vakuumextraktion beendet. Der Gynäkologe hatte sie zuvor zur Einleitung eingewiesen, da das CTG vereinzelt variable Dezelerationen aufgezeigt habe und das Kind nun groß genug sei. Die Geburt habe sich über 18 Stunden hingezogen. Sie hatte zunächst krampflösende Medikamente, dann Schmerzmittel, schließlich eine PDA, später wegen Wehenschwäche einen Wehentropf und zur Geburt, da das Kind mit abfallenden Herztönen reagiert habe, noch einen wehenhemmenden Tropf erhalten.

Ihr Sohn sei von Anfang an müde, schlapp und schwer an die Brust zu bringen gewesen. Zwei Tage nach der Geburt wollte sie mit ihrem Sohn Oliver nach Hause, doch der Kinderarzt hatte einen Neugeborenenikterus festgestellt, der fototherapeutisch über 24 Stunden behandelt werden musste.

Danach klappte es überhaupt nicht mehr mit dem Stillen, obwohl Helga ausreichend Milch abpumpen konnte. Sie hielt das Abpumpen und anschließende Zufüttern gut drei Monate durch. Danach stillte sie. Eine Ursache der Gelbsucht hätten die Kinderärzte nicht gefunden, Helga kann sich noch daran erinnern, dass einer der Ärzte sagte, dass keine AB0-Inkompatibilität vorgelegen habe.

Obwohl der Gynäkologe ihr aufgrund der Neugeborenengelbsucht beim 1. Kind von einer Hausgeburt abgeraten habe, wolle sie nun in der 2. Schwangerschaft mit einer Hebamme darüber reden. Nachdem ich eine Anamnese erhoben habe, kann ich Helga die Begleitung zusichern. „Dein Kind wird selbstverständlich auch von zu Hause sofort in die Klinik verlegt, wenn es sich um eine behandlungsbedürftige Neugeborenengelbsucht handelt", erkläre ich ihr.

Hebammenhilfe

Hebammenhilfe

- Natürliche Geburt ohne Medikamente
- Kind sofort nach der Geburt hochnehmen
- In den ersten Tagen nach dem Stillen abgekochtes Wasser mit einem Plastiklöffel geben, um die Mekoniumproduktion zu fördern
- Natürliche Fototherapie: täglich 10 Minuten an die frische Luft

Sieben Monate später wird ihr zweiter Sohn Silas zügig zu Hause geboren. Helga bekommt ihn auf dem Gebärhocker. Sie nimmt ihn gleich hoch auf ihre Brust. Er trinkt bereits wenige Minuten nach der Geburt.

Die Eltern bitte ich, mit dem Kind mehrmals täglich für jeweils zehn Minuten – warm eingepackt, nur Gesicht und Hände frei – nach draußen zu gehen, die pralle Sonne aber zu vermeiden. Am ersten Wochenbetttag zeigt sich eine diskrete Gelbfärbung im Gesicht, der restliche Körper bleibt rosig.

Ich bitte die Eltern, zusätzlich nach jeder Stillmahlzeit abgekochtes Wasser mit einem Plastiklöffel zu füttern, bis Silas es selbst ablehnt, um über eine gute Flüssigkeitszufuhr zusätzlich zum Stillen die Bilirubinausscheidung zu begünstigen. Silas hat bereits drei große Ladungen Mekonium abgesetzt. Die Eltern bitte ich auf die Farbe des Urins zu achten.

Am zweiten Tag ist nun auch der Bereich des Sternums gelb, während der Bauch rosig bleibt. Silas ist fit und trinkt gut. Die Eltern löffeln weiter nach jeder Stillmahlzeit das Wasser. Er hat Übergangsstuhl abgesetzt und der Urin ist hellgelb.

Seine Eltern informiere ich, dass jetzt üblicherweise Serumbilirubin abgenommen wird. Wir könnten vielleicht darauf verzichten, wenn sie bei jedem Wickeln auf eine weitere Ausbreitung der Gelbfärbung achten und mir ebenso eine Veränderung des Trinkverhaltens, im Sinne von seltener, ihres Sohnes mitteilen. Sie stimmen zu.

Am dritten Tag hat die Gelbfärbung nicht weiter zugenommen. Silas setzt beim Hausbesuch die erste Ladung Muttermilchstuhl ab. Die abgenommene Windel ist triefend naß. Seine Mutter hatte in der Nacht zuvor bereits Milcheinschuss und ich bitte die Eltern, das Wasser von nun an wegzulassen und ausschließlich zu stillen.

Silas weist wie sein großer Bruder einen **Ikterus prolongatus** auf, ist also auch über den 10. Lebenstag hinaus noch gelb. Sein Neugeborenenscreening zeigt keinerlei Hinweise auf eine Galaktosämie oder eine Hypothyreose, die damit einhergehen können. Dennoch weise ich die Eltern darauf hin, dass es sich in seltenen Fällen auch um einen Stauungsikterus handeln kann und sie dies beim Kinderarzt abklären lassen können. Der durchgeführte Check ergibt keinerlei Auffälligkeiten.

Beim Abschlussbesuch fragt mich die voll stillende Helga: „Und warum ging das jetzt alles so einfach und stressfrei, denn Silas wurde ja auch eine Woche vor Termin geboren?" „Dadurch, dass deine Geburt spontan und ohne Medikamente stattfand, war sie zum einen stressfreier, zum anderen konnte sich Silas Leber alleinig mit dem Abbau oder besser Umbau des Bilirubins beschäftigen, weil sie keinerlei Energie in den zusätzlichen Abbau der Medikamente stecken musste, wie sein Bruder", erkläre ich.

„Dann haben wir von Anfang an darauf geachtet, dass er ausreichend Flüssigkeit bekommt, damit er zügig sein Mekonium absetzt und es nicht zu einer Rückresorption von Bilirubin und damit einem weiteren Anstieg kommt.

Zusätzlich habt ihr täglich mehrfach für eine natürliche Fototherapie gesorgt, die zudem nicht die Nebenwirkungen der künstlichen hat, da sie das Stillen nicht unterbindet, zu keinem Flüssigkeits- und Elektrolytverlust führt, der in der Klinik ebenfalls künstlich wieder ausgeglichen werden muss und auch nicht zu Bestrahlungsschäden an Hoden oder der Netzhaut des Auges führt, wenn nicht richtig abgedeckt wird.

Dann hast du dein Kind bei der Geburt instinktiv gleich nach oben genommen, um eine Polyglobulie, das ist eine Eindickung des Blutes, zu vermeiden, die ebenfalls zu einer Erhöhung des Bilirubins führen kann. Und wenn du dies nicht instinktiv gemacht hättest, hätte ich dich darum gebeten, weil ich einfach aufgrund des Ikterus seines Bruders alle Faktoren vermeiden wollte, die einen solchen begünstigen können".

Kommentar

! **Unabdingbar** für die Betreuung ist ein absolutes Vertrauensverhältnis auf beiden Seiten. Als Hebamme muss ich mir sicher sein, dass das Paar die wichtigen Informationen zum **Erkennen des Neugeborenenikterus** – gerade bei belasteter Anamnese – intus hat bzw. umsetzen kann und sich zuverlässig meldet.

Wenn mir mein Gefühl sagt, dass es hier Probleme geben könnte, spreche ich dieses Gefühl vor den Eltern an und wir suchen gemeinsam nach einer Lösung – entweder Verlegung in die Klinik oder noch gezieltere Informationen, denn meist sind wichtige Aspekte nicht richtig verstanden worden und können so von den Eltern nicht umgesetzt werden.

! Das **Löffeln von abgekochtem Wasser nach dem Stillen** empfehle ich, wenn ein früheres Geschwister einen behandlungsbedürftigen Ikterus hatte oder das Kolorit des Neugeborenen bereits am 1. oder 2. Tag eine Gelbfärbung aufweist.

Mit dieser Vorgehensweise und den oben angeführten Faktoren sind Verlegungen aufgrund eines Neugeborenenikterus nach einer Hausgeburt eine absolute Rarität und nicht stress- oder flüssigkeitsmangelbedingt, sondern medizinisch begründet, z. B. weil eine AB0-Inkompatibilität, eine Hypothyreose oder eine Galaktosämie vorliegt. Wird das Kind ikterisch geboren, könnte auch eine Zytomegalie dahinter stecken. Verlängerte Ikterusformen könnten dagegen für eine Gallengangsatresie sprechen.

! Wenn ein Kind **Probleme** hat, sein **Mekonium abzusetzen**, hilft ein Streicheln oder die Massage des Dammes, da sich dadurch die Psoas-Muskulatur reflektorisch entspannt.

Bei der **Beurteilung des Ikterus** kann ein **Bilirubinometer** in Form einer durchsichtigen Plastikplatte mit Farbskala als Orientierung helfen. Dieses ist allerdings, wie auch die teuren transkutanen Geräte, nicht immer ausreichend aussagekräftig. Bei den Geräten werden bis zu 30% Abweichungen von den Serumwerten angegeben. Ab einem mit dem Bilirubinometer bestimmten Bilirubinwert von 15–20 mg/dl ist deshalb in jedem Fall eine Blutentnahme erforderlich.

Genial wäre natürlich, wenn man von der **Ausbreitung des Ikterus auf die einzelnen Hautzonen** auf den Serumbilirubinwert schließen könnte, da sich der Ikterus zuerst auf der Stirn zeigt, dann über Sternum, Bauch und Hüften, zuletzt an Armen, Beinen und schließlich Händen und Füßen sichtbar ist. Die Variation liegt allerdings bei ± 50% laut Kramer (1969) und Szabo (2004) und kann damit als diagnostisches Mittel getrost vergessen werden.

Das typische Kind, das ich aufgrund seines Ikterus verlege, hat folgendes Profil: Abgebrochene Hausgeburt bei Erstpara wegen vorzeitigem Blasensprung und fehlender Wehentätigkeit. Einleitung in der Klinik mit Prostaglandinen, Oxytocingabe und manchmal noch Gabe von Analgetika bzw. PDA. Ambulante Geburt. Einweisung in die Kinderklinik am 2. oder 3. postpartalen Tag.

! **Alarmsignale:** auffallend schlappe Kinder, die nicht mehr richtig zum Trinken zu bewegen sind. → sofortige Verlegung in die Kinderklinik!

Eine Serumbilirubinbestimmung ist meiner Erfahrung nach trotz gelblichem Kolorit an Gesicht, Brust und Bauch **nicht erforderlich, wenn folgende Kriterien optimal sind**:

- **Fitness des Kindes** in Form des Trinkverhaltens
- **Selbstmanagement der Eltern**: Anleitung zur regelmäßigen Kontrolle der Gelbfärbung bei jedem Wickeln und der Aufforderung, jederzeit anzurufen, wenn sie sich unsicher bezüglich der Einschätzung sind
- Ausscheidung (hellgelber Urin, zügiges Absetzen von Mekonium, zügiger Übergangsstuhl am 2. bis 4. Tag).

Wenn der Stamm eine deutliche Gelbfärbung innerhalb der ersten drei Tage aufweist, bitte ich um eine **Serumbilirubinbestimmung**. Ebenso, wenn das Kind bereits Stunden nach der Geburt eine Gelbfärbung aufweist, z.B. beim ersten Hausbesuch 12 Stunden nach der Geburt.

Bei einem **Icterus prolongatus** verweise ich die Eltern auf eine kinderärztliche Untersuchung.

! Wichtig ist, dass die neu festgesetzten Grenzwerte für späte Frühgeborene niedriger angesetzt wurden, ebenso die Grenzen für eine Indikation zur Austauschtransfusion: 18 bzw. 22,5 mg/dl.

In den vergangenen Jahren nahm die Zahl an Kindern, die einen **Kernikterus** (Bilirubinenzephalopathie) erlitten, zu, während sie zwischen 1970 und 1990 bei Null lag. Laut Professor Otwin Linderkamp (Universitätsklinik Heidelberg) steckt dahinter die **Anhebung der Grenzwerte seit 1997**, die wegen der Nebenwirkungen von Fototherapie und Austauschtransfusion beschlossen wurde. Zusätzlich verschärft worden sei das Ganze noch durch die gleichzeitig einsetzende Tendenz zur Frühentlassung, die bei mangelhafter Nachsorge dazu führt, dass ein ausgeprägter Ikterus nicht erkannt wird, sowie durch die Zunahme an Frühgeburten. Prof. Linderkamp weist darauf hin, dass auch die Gruppe der späten Frühgeborenen (35.–37. SSW) noch eine deutlich höhere Wahrscheinlichkeit hat, an einem Ikterus zu erkranken, als reif geborene Kinder.

Aufgrund der erneuten Zunahme von Kindern mit Kernikterus wurden 2004 auch von der **American Academy of Pediatrics** eine neue Leitlinie zur Behandlung des Ikterus verabschiedet, die niedrigere Bilirubinwerte als Indikation für Fototherapie und Blutaustausch festgelegt.

Quelle

Prof. Otwin Linderkamp, Empfehlungen zum Vorgehen bei Hyperbilirubinämie des reifen Neugeborenen und wenig unreifen Frühgeborenen, Hebammeninfo 1/06 und persönliche Mitteilung
Kramer L, Advancement of dermal icterus in the jaundiced newborn. Am J Dis Child 1969; 118:454–458
Szabo P, Wolf M, Bucher HU, Haensse D, Fauchère JC, Arlettaz R, Assessment of jaundice in preterm neonates: comparison between clinical assessment, two transcutaneous bilirubinometers and serum bilirubin values. Acta Paediatr 2004; 93:1491–1495

3.8 Windeldermatitis

Fallbeispiel

Aniela hat vor gut sechs Monaten ihren Sohn Liam geboren. Es war eine unauffällige Schwangerschaft und Geburt. Im Wochenbett war Aniela öfter niedergeschlagen, weil sie sich sehr in ihrem Freiheitsdrang eingeengt fühlte. Sie organisierte daraufhin mit ihrem Mann und Babysittern zusammen ihr Leben neu, um sich ein paar Stunden Freiraum die Woche zu verschaffen.

Nun ist sie zum ersten Mal mit Mann, Sohn und Freundin für 10 Tage in den Skiurlaub gefahren. Die Stillzeit verlief bislang problemlos und sie stillt noch voll, da ihr Sohn jegliche andere Nahrung verweigert.

Nach ein paar Tagen ruft sie mich per Mobiltelefon an: „Liam hat fast die ganze Nacht wie am Spieß gebrüllt. Ständig steckt er sich seine Fäuste in den Mund. Aber was ihm wohl noch mehr zu schaffen macht ist sein Po. Der ist krebsrot und nässt an manchen Stellen auch so wässrig und an anderen sind winzige Blutspuren. Ich habe schon Muttermilch ausprobiert, aber es wird nicht besser. Leider habe ich keine Creme und auch sonst keine Pflegemittel mit, weil ich die noch nie für ihn gebraucht habe. Wir sind hier wildromantisch in einer tiefverschneiten Holzhütte mit knackendem Ofen neben der Piste untergebracht und können direkt mit den Skiern losfahren. Leider ist die nächste Apotheke unten im Tal. Was sollen wir jetzt tun?“

Hebammenhilfe

Hebammenhilfe

- Kartoffelmehl wie Puder auf wunde Stellen streuen
- „Windelpausen" einlegen
- Wärme

Eingeschneit, Holzhütte, Apotheke weit weg, krebsroter, nässender Zahnungspopo, schwirrt es durch meinen Kopf. „Dann seid Ihr dort Selbstversorger?", will ich wissen. „Ja", antwortet Aniela, „die Grundnahrungsmittel waren hier und wir haben halt noch unsere Essensvorlieben mitgenommen. Warum fragst du?"

„Weil mich interessiert, ob ihr auch Kartoffelmehl da habt", entgegne ich. Ich höre Aniela verschiedene Schränke öffnen und schließen. „Ja", sagt sie, „da steht eine ungeöffnete Schachtel. Soll ich das wie Puder auf Liams Po geben?" „Genau", erwidere ich, „und dann lasst ihm bitte die Windel weg und ihn so lange wie möglich vor dem Ofen strampeln. Die Strahlungswärme wird ihr übriges tun".

Aniela ruft mich am nächsten Abend an. Der Po sei so gut wie abgeheilt, obwohl Liam wieder eine unruhige Nacht gehabt habe. „Danke für dieses einfache und hochwirksame Mittel", ruft sie freudig ins Telefon.

Kommentar

Nach wie vor empfehlen viele Hebammen das Trocknen des Pos mit dem Föhn. Da der Föhn lediglich die Luft erwärmt und die Haut schnell austrocknet, empfehle ich ihn nicht, sondern – falls vorhanden – **Strahlungswärme**, z. B. durch einen Grundofen. Da Strahlung keine Luft, sondern nur massive Stoffe erwärmt (Wände, Möbel), ist die Wandtemperatur höher als die Raumlufttemperatur. Dies vermeidet die Verbreitung von Schimmelpilzen. Wärmestrahlung wirkt zudem als elektromagnetische Wellen, was wunderbar zur Heilung nässender Hautdefekte beiträgt.

Quelle

Den Kniff mit dem Kartoffelmehl habe ich von einer alten Hebamme. Zu Kriegszeiten, berichtete sie mir, wurde auf alles, was nässte und nicht so gut verheilte **eine dünne Schicht Kartoffelmehl** gegeben. Der Zucker in der Stärke sei ein natürliches Desinfektionsmittel, da er wie Gift auf die vorhandenen Keime wirke, so die Kollegin. Wenn die Muttermilch bei nässenden Hautdefekten versagte, habe ihr immer Kartoffelmehl geholfen.

3.9 Erschöpfte Mutter/ unerwünschtes Kind

Fallbeispiel

Wilma hat ihr viertes Kind Levin rasch zu Hause bekommen. Die Schwangerschaft war nicht geplant und das Paar wohnt sehr beengt. Beide überlegten lange, ob sie ihr Kind abtreiben lassen oder nicht. Bis weit ins zweite Trimenon hinein weinte Wilma bei jeder Vorsorge, weil sie sich so ausgebrannt fühle und finanziell nicht mehr über den Tellerrand schauen könne: „Ich dachte mir noch vor ein paar Monaten, jetzt sind die Kinder aus dem Gröbsten raus, dann kannst du dich mal wieder langsam nach einer Arbeit umschauen und jetzt das."

Immer wieder motiviere ich Wilma innerlich wie äußerlich, zu ihrem Kind zu gehen. „Was könnte dir denn gut tun", frage ich sie. „Ein Kurzurlaub wäre schön", seufzt sie, „aber dafür fehlt uns einfach das Geld ". „Und wie könntest du zu Hause Kurzurlaub machen?", frage ich sie. Sie muss nicht lange überlegen: „Badewanne ist immer gut für mich. Abends, wenn die Kinder im Bett sind, verkrümle ich mich für zwei Stunden dahin und danach schlafe ich wie eine Eins".

Auch ihren Mann Manfred bitte ich dazu, wenn er während der Vorsorge zu Hause ist. Beide betrachten das Kind als Last, als Schicksalsschlag, dem sie sich zu stellen haben. Ich gebe ihnen schließlich das Buch von Lisbeth Burger: „Mit Zwillingen fing es an", zu lesen, weil mir mein Gefühl sagte, dass es gut zu ihnen passt und darin Wahrheiten stecken, die zum Teil ihre Wirklichkeit beleuchten.

Wilma ruft mich am nächsten Morgen an, um mir zu sagen, dass sie in einem Rutsch durchgelesen habe und es auch Manfred ans Herz gelegt habe. Am faszinierendsten war für sie die Tatsache, dass das Kind im Mutterleib die Launen und Freuden der Mutter mitbekommt und hinterher in seinem Wesen ähnliche Züge aufweisen kann. „Das ist ja auch das, was die Pränatalpsychologen sagen, deshalb ist ein achtsamer Umgang mit sich selbst sehr wichtig. Auf eine gute Psychohygiene zu achten, ist nie verkehrt", erkläre ich ihr. Auch Manfred liest das Buch und ein paar Wochen später teilen beide mir bei einem Gespräch mit, dass sie nun doch glücklich seien, dass sie das Kind behalten hätten.

Von Geburt an ist Levin ein aufgewecktes Kind, das sofort die Brust sucht, aber auch viel weint. Am zweiten Tag hat er noch kein Mekonium abgesetzt, obwohl er alle zwei bis drei Stunden trinkt. Seine Windeln sind nass und der Urin ist hellgelb. Er zeigt eine leichte Gelbfärbung im Gesicht und auf der Brust.

Hebammenhilfe

Ich zeige Wilma und Manfred, wie sie mit eingeölten Fingern Levins Damm massieren, um mit dieser Psoasmassage das Absetzen von Mekonium zu fördern. Zudem bitte ich sie, Levin zusätzlich nach jedem Stillen abgekochtes Wasser auf Zimmertemperatur abgekühlt, zu löffeln, um durch ein zügiges Absetzen des Mekoniums den Ikterus nicht weiter zu verstärken.

In der Nacht setzt er eine große Ladung Mekonium ab und die Gelbfärbung hat am nächsten Tag nicht weiter zugenommen. Da der Milcheinschuss inzwischen eingesetzt hat, bitte ich Wilma mit dem Löffeln des Wassers aufzuhören und ausschließlich zu stillen.

Levin ist weiterhin sehr unruhig und weint viel. Wilma stillt ihn ständig, weil sie sein Weinen nicht mehr hören kann. „Warum weint er denn so viel?", frage ich sie am fünften Tag. Wilma sitzt schweigend da und stillt. „Jetzt ist er ja ruhig", sagt sie dahin. „Und wenn du ihn wieder abnimmst?", frage ich. „Ja, dann brüllt er wieder", blafft sie zurück.

Sie wirkt übermüdet und ausgezehrt. Nach dem Stillen nimmt sie Levin von der Brust ab und er fängt sofort wieder an zu weinen. Ich nehme ihn hoch und gehe mit ihm durch die Wohnung, rede beruhigend auf ihn ein und frage ihn, warum er so weinen muss. In ihm ist eine tiefe Unruhe, die nur durch Erschöpfung gebändigt zu werden scheint. Dann schläft er eine halbe Stunde, um dann wieder loszubrüllen, sofern er nicht an der Brust trinkt.

Hebammenhilfe

Bindungsförderung durch Nähe und Körperkontakt, z. B. beim gemeinsamen Baden von Mutter und Kind.

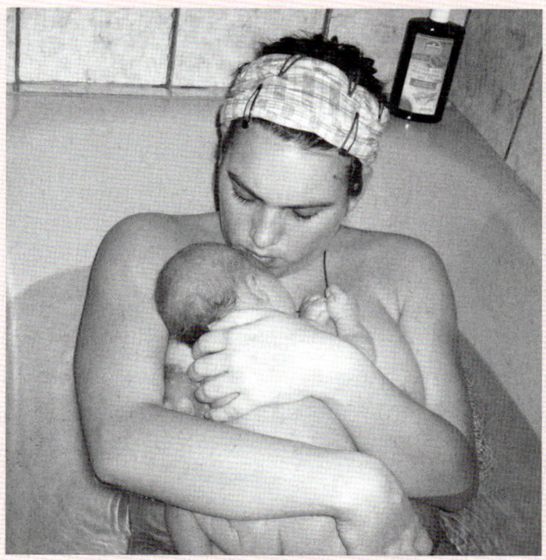

Abb. 3.5 Gemeinsames Baden fördert das Bonding von Mutter und Kind (Foto nachgestellt)

Ich denke an Wilmas Kurzurlaube in der Schwangerschaft. „Magst du baden?", frage ich. Sie sieht mich erstaunt an. „Die Geschichten mit Wochenfluss und infektiös und so kannst du vergessen", sage ich, „die meisten Europäerinnen baden ganz häufig nach ihren Geburten, nur hier in Deutschland hält sich noch dieses Ammenmärchen". Wilma hüpft sofort ins Bad und ich wandere mit Levin weiter. Nach einer Weile ist er eingeschlafen und ich klopfe vorsichtig an die Badezimmertür. Wilma liegt entspannt und zufrieden in ihrem Wasser und ich frage sie, ob ich Levin zu ihr ins Wasser geben darf. Sie ist nicht sehr erbaut darüber, wünscht sich Ruhe, stimmt aber doch zu. Ich ziehe ihn vorsichtig aus und lasse Levin langsam ins Wasser gleiten. Er seufzt dabei und ich lasse ihn auf meinem Unterarm hin und her schwimmen, bis ich ihn schlafend an Wilma weitergebe. Ich verabschiede mich von ihr und bitte Manfred, öfter nach den beiden zu sehen.

Wilma berichtet am nächsten Tag, dass sie noch über eine Stunde mit Levin in der Badewanne lag und dies die schönste Stunde in ihrem bisherigen Wochenbett gewesen sei. „Er ist seitdem auch wie umgedreht, weint kaum noch und wenn er es wieder tun würde, dann soll Manfred das machen, was du gemacht hast, ihn mir schlafend in die Wanne bringen", sagt sie zufrieden. Wilma badet von nun an jeden Tag und sie wirkt insgesamt ausgeglichener und stärker.

Kommentar

Ungeplante, ungewünschte Kinder beobachte ich schon in der Schwangerschaft sehr, deshalb ist eine genaue Anamnese auch hier Gold wert. Ganz individuell erarbeite ich dann mit den Paaren ein Vorgehen, das sie näher zu ihrem Kind bringt und die verborgenen Störfeuer eindämmt. Levin erschien mir nach der Geburt wie ein Kind das einen Entzug durchmacht. Nur durch die Brust war er zu beruhigen. Was fehlte ihm?

> ! Eine Mutter, die lange mit der Existenz ihres ungewollten Kindes haderte, benötigt dringend ein positives Erlebnis, das sie mit ihm verknüpfen kann, um das Kind bejahen zu können.

Ich wusste, dass Wilma gerne **Kurzurlaub in der Badewanne** machte und deshalb sehr positive Gedanken damit verband. Ich wusste auch, dass Levin nach jeder Schreiattacke eine halbe Stunde wie ein Stein schlief. Da musste ich nur diese Gunst der halben Stunde nutzen.

Wilma erzählte, dass sie sich in der Wanne das erste Mal richtig in ihren Sohn verliebt habe: „In der Wanne fühle ich mich schon immer aufgehoben, diese Wärme, die einen wie eine Hülle umgibt, ist einfach meines. Und dann noch so ein kleines, friedliches Kerlchen, das da nackt auf einem liegt, das ist einfach schön".

> ! Durch Nähe, Nacktheit und Wilmas positiver Einstellung zum warmen Wasser wurde reichlich Oxytocin ausgeschüttet, das bekanntlich als Liebeshormon Bindungen festigt.

Die Kreativität des Hebammenberufes ist unerschöpflich!

Abbildungsnachweis

Abb. 1-1: Birgit Niesner
Abb. 1-2: Martin Bauer
Abb. 1-3: Carmen Ulram
Abb. 1-4: Nicole Weidkuhn

Abb. 2-1: Birgit Niesner
Abb. 2-2: Daniela Birkigt
Abb. 2-3: Birgit Niesner
Abb. 2-4: Regina Geiger
Abb. 2-5: Hermann Boos
Abb. 2-6: Birgit Niesner

Abb. 3-1: Martina Eirich
Abb. 3-2: Martina Eirich
Abb. 3-3: aus Platzer, Taschenatlas Anatomie, Band 1, Thieme Verlag, 9. Aufl. 2005
Abb. 3-4: Martina Eirich
Abb. 3-5: Carmen Ulram
Foto „Die Autorin“, S. 86: Daniela Birkigt

Die Autorin

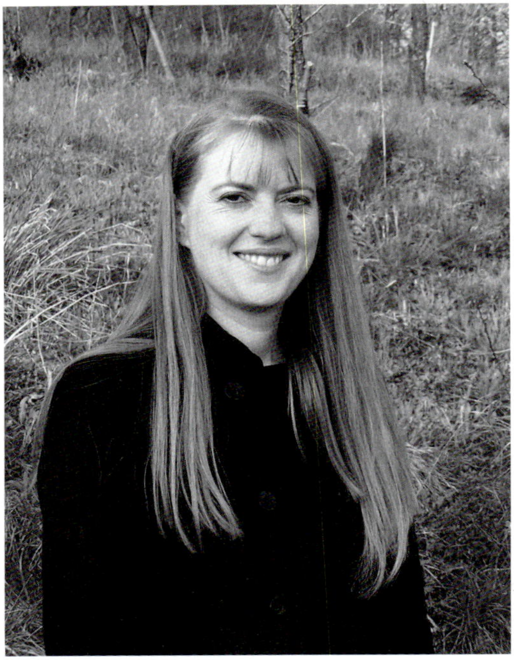

1983 – 1986	Krankenpflegeausbildung mit anschließender Tätigkeit auf Intensivstationen
1990	Abitur
1990 – 1993	Mitarbeiterin der Stadtredaktion der Tageszeitung MAIN-POST Würzburg
1993 – 1995	Hebammenausbildung an der Universitätsfrauenklinik Würzburg Bereits während der Ausbildung zahlreiche Externate bei freiberuflichen Hebammen, Hausgeburtshebammen, Geburtshäusern während der freien Tage und des Urlaubs
anschließend	Tätigkeit im freiberuflichen Bereich mit weiteren Externaten und Hospitationen im In- und Ausland. Freiberufliche Tätigkeit in einem Geburtshaus, als Beleghebamme
Seit 2000	ausschließlich Hausgeburtshebamme mit eigener Hebammenpraxis.
Seit 2002	Wiederaufnahme der journalistischen Tätigkeit für Hebammenzeitschriften, Gesundheits- und Frauenmagazine
Seit 2005	zusätzliche Lehrtätigkeit an der Hebammenschule Paderborn – Hausgeburtshilfe
Seit 2006	Mitglied im Erweiterten Vorstand der QUAG e. V. (Qualitätssicherung in der außerklinischen Geburtshilfe) – Vertretung der Hausgeburtshebammen

Martina Eirich ist verheiratet und erwartet gerade das vierte Kind. Alle Kinder wurden zu Hause geboren.
www.hebamme-martina-eirich.de